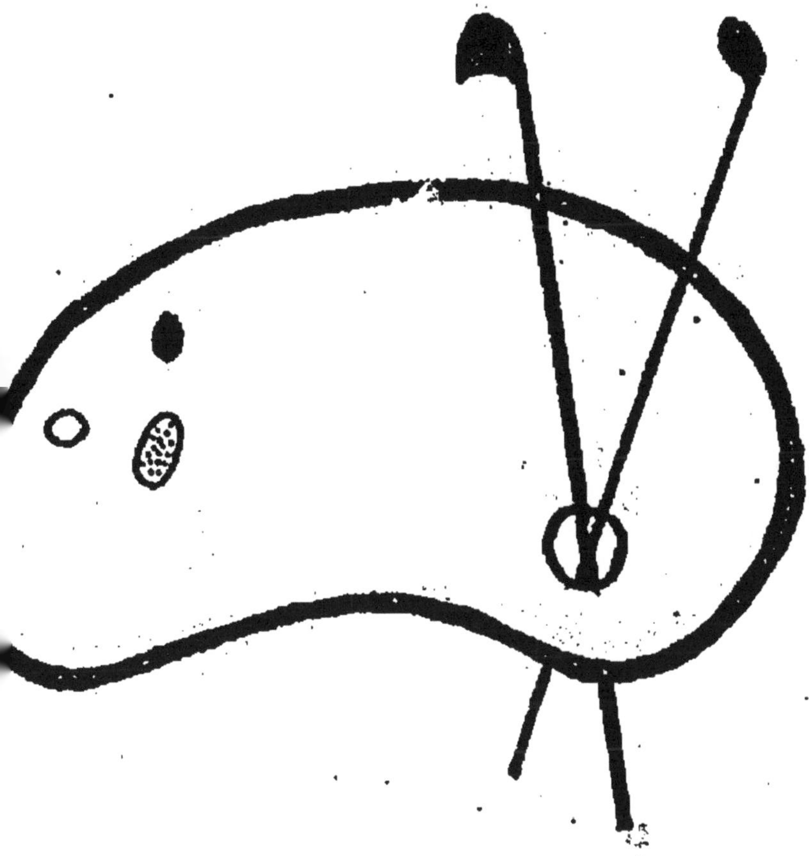

DEBUT D'UNE SERIE DE DOCUMENTS
EN COULEUR

Dr M. FERRON
Élève de l'École du Service de Santé Militaire.

LES NERFS DE L'ORBITE

LEURS PARALYSIES DANS LES TRAUMATISMES DU CRANE

LYON
A. REY, IMPRIMEUR-ÉDITEUR DE L'UNIVERSITÉ
4, RUE GENTIL, 4
1901

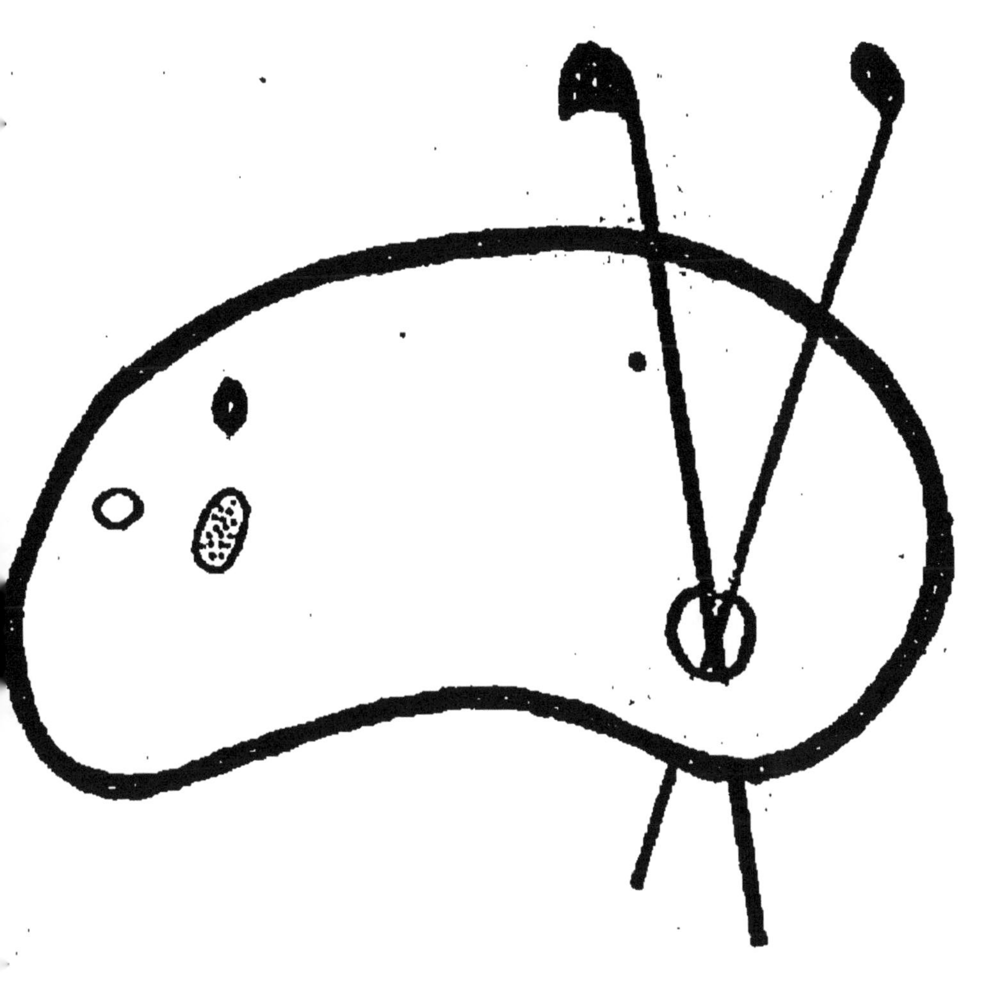

FIN D'UNE SERIE DE DOCUMENTS
EN COULEUR

LES

NERFS DE L'ORBITE

LEURS PARALYSIES

DANS LES TRAUMATISMES DU CRANE

LES

NERFS DE L'ORBITE

LEURS PARALYSIES
DANS LES TRAUMATISMES DU CRANE

PAR

Le Dr Michel FERRON

« Qu'est l'observation, si l'on ignore là où siège le mal? » (BICHAT, *Anat. gén.*, t. I, p. 50, Consid. gén., § VII.)

« *De sedibus et causis morborum per anatomen indagatur.* »

(MORGAGNI.)

LYON

A. REY, IMPRIMEUR-ÉDITEUR DE L'UNIVERSITÉ

4, RUE GENTIL, 4

1901

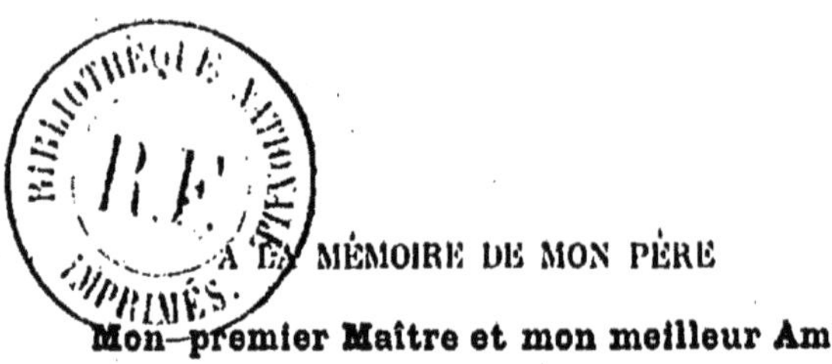

À LA MÉMOIRE DE MON PÈRE

Mon premier Maître et mon meilleur Ami

LE Dr E. FERRON

Médecin Principal de 1re Classe,
Directeur du Service de Santé du XIIIe corps d'armée,
Officier de la Légion d'honneur.

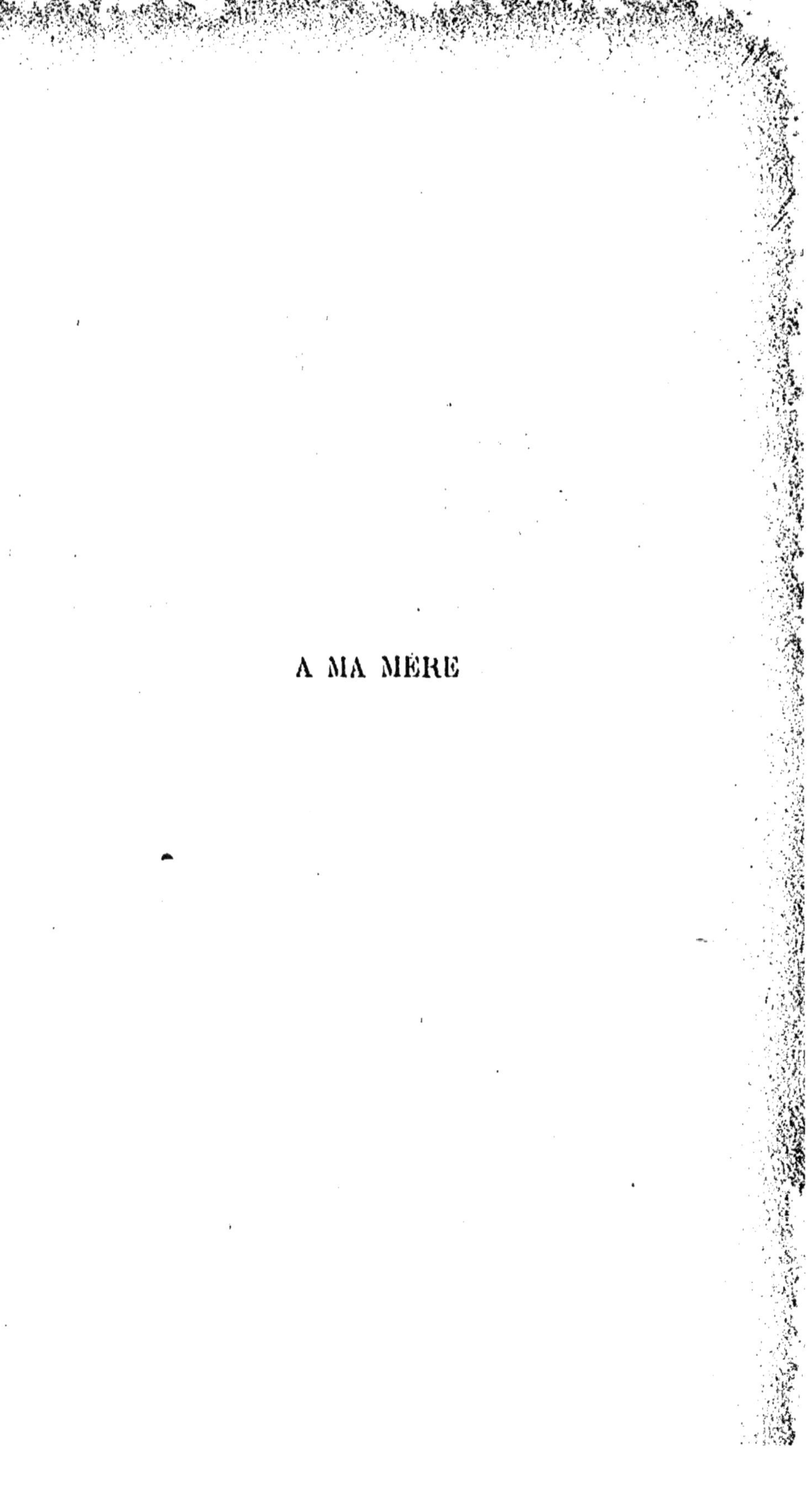

A MA MÈRE

A MA GRAND'MÈRE

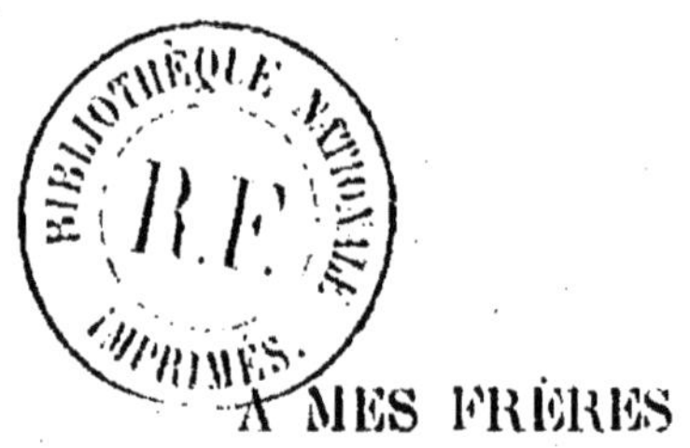

A MES FRÈRES

A MON AMI

M. le Dr RAYNAL

Médecin-Major de l'Armée,
Chevalier de la Légion d'honneur.

A MES PARENTS. — A MES AMIS

A M. le Médecin-Inspecteur KELSCH

Directeur de l'École d'application du Service de Santé Militaire,
Membre de l'Académie de Médecine,
Membre du Comité technique de Santé,
Officier de la Légion d'honneur.

A MES MAITRES

de l'École du Service de Santé Militaire,

Que leur bienveillante sympathie à mon égard assure de ma respectueuse reconnaissance.

A M. le Médecin-Major VIALLE

Surveillant à l'École du Service de Santé Militaire,

Qui m'a habitué à le considérer comme un véritable ami; je le prie de croire à ma profonde reconnaissance.

A M. le Professeur TESTUT

Professeur d'Anatomie à l'Université de Lyon,
Chevalier de la Légion d'honneur.

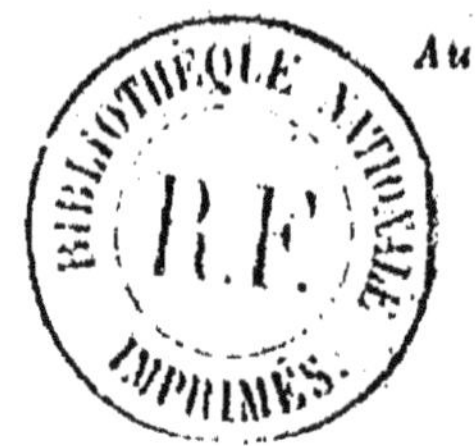

Au Maître qui m'a accueilli et dirigé avec tant d'affection, je donne l'assurance de mon respectueux et éternel attachement.

A mon Président de Thèse

M. le Professeur TRIPIER

Professeur d'Anatomie Pathologique à l'Université de Lyon,
Chevalier de la Légion d'honneur.

A M. le Docteur GANGOLPHE

Chirurgien-Major de l'Hôtel-Dieu,
Professeur-Agrégé à la Faculté de Médecine.

A MES BONS CAMARADES DE PROMOTION

Les Drs de GAULÉJAC, CORNET, GUÉRIN

A la mémoire de celui qui repose en notre cher pays de Gascogne, à la mémoire de celui qui, par « la dignité de caractère, ses talents chirurgicaux exceptionnels, le souci affectueux des intérêts de son personnel, l'amour et le respect de l'humanité portés au plus haut degré de la conscience et du dévouement », sut se faire estimer et aimer de tous, à la mémoire de celui qui fut mon meilleur ami et maître, mon Père, je dédie ce travail que j'aurais voulu digne de lui.

Sa vie sera toujours pour moi un exemple d'honneur militaire et professionnel, de patriotisme.

INTRODUCTION

« Que de doutes à lever, que d'incertitudes à dissiper « et dans le diagnostic, et dans le pronostic, et dans le « traitement des plaies de la tête ! » Bichat l'a écrit, Larrey l'a répété en 1867, en prenant ces paroles comme épigraphe de son remarquable mémoire, et, actuellement encore, en cette fin de siècle, malgré les localisations cérébrales, malgré les minutieuses analyses que les médecins nous ont données des symptômes encéphaliques, malgré l'antisepsie, c'est un point de thérapeutique où le praticien est trop souvent exposé à des incertitudes diagnostiques ou à d'indécises déterminations opératoires. » (Forgues, *Traitement des lésions traumatiques du crâne*, p. 396.)

Ce diagnostic est si difficile à établir, qu'un de nos maîtres les plus distingués, un de ceux dont l'expérience en matière de chirurgie nerveuse est des plus vastes, Chipault, décrit dans le *Traité de Le Dentu et Delbet*, en un seul et même chapitre, la contusion, la commotion cérébrale et les fractures du crâne, car, ainsi qu'il le fait remarquer, ces divers phénomènes sont connexes et ne sont que des formes diverses, de gravité différente, d'un même traumatisme.

En effet, si nous parcourons la série des symptômes invoqués par les auteurs classiques pour distinguer ces diverses formes de traumatismes craniens, nous voyons que, sauf l'issue de matière cérébrale, il n'en est pas un, pas plus l'otorragie que tout autre, qui nous permette un diagnostic ferme. Et nous sommes amenés à conclure par ces paroles si connues de Bérenger de Carpi : « Oportet in quacumque specie fracturæ advertere plura signa et non uno nec paucis contentari, sed majori parte. »

Néanmoins, parmi ces symptômes, il en est un négligé par la plupart des auteurs et qui cependant paraîtrait devoir prendre une importance capitale, ce sont les troubles de la vision consécutifs à une lésion, soit de l'appareil sensoriel, soit de l'appareil sensitivo-moteur.

Ces lésions, en effet, comme nous le verrons au cours de cette étude, portent non seulement sur le nerf optique, mais aussi sur les nerfs moteurs de l'œil, et sur le nerf trijumeau, en particulier sur sa branche ophtalmique.

« Ce serait évidemment faire injure à l'intelligence de nos lecteurs que de chercher à leur prouver qu'on peut utiliser les lésions des nerfs pour le diagnostic des fractures de la base. Comment en effet rattacher à autre chose qu'à une fracture des troubles limités à un petit nombre de nerfs, troubles se montrant immédiatement après l'action d'une cause susceptible d'amener une solution de continuité de la boîte osseuse ?

Et d'ailleurs l'expérience ne prouve-t-elle pas que cette suspension des fonctions nerveuses ne se montre jamais dans ces mêmes circonstances indépendamment des fractures de la base? Tous les nerfs qui sortent par la base du crâne, à l'exception peut-être des 3e et 4e paires (nerf moteur oculaire commun et pathétique), peuvent être intéressés dans les fractures. »

Ainsi s'exprime en 1844, Aran, à la suite de ses immortelles recherches sur les fractures de la base du crâne et, le premier, dès cette époque, il donne quelques-unes des solutions des problèmes que nous allons nous efforcer de résoudre.

Certes, avant lui comme après lui, quelques chirurgiens ont signalé l'existence de paralysies oculaires dans les traumatismes craniens. Depuis longtemps déjà on avait observé, de même que les paralysies traumatiques des muscles de l'œil, la perte subite de la vision à la suite d'un coup porté sur la tête, ainsi que D. Larrey en rapporte un cas.

Celse, Arétée, Galien, tels sont, dans l'antiquité, les noms qui se rattachent, pour les avoir signalées, aux paralysies des muscles de l'œil. Il nous faut arriver à 1569 pour voir Jérôme Cardan parler des troubles moteurs traumatiques de l'œil. A. Paré signale la mydriase traumatique, puis Morgagni nous cite deux cas de traumatismes craniens suivis l'un d'amaurose double, l'autre de paralysies musculaires. Enfin P. Pott reconnait la possibilité de troubles nerveux à la suite de fractures du crâne.

Dans la deuxième moitié du XIXe siècle, à part Ruete

et de Græfe, nous ne trouvons que Strohmeyer qui parle de ces paralysies oculaires.

Après ce court résumé historique, il nous semble pouvoir à juste titre reporter sur Aran le mérite d'avoir signalé à l'attention les lésions des nerfs craniens consécutives aux fractures de la base. Après avoir écrit les quelques lignes que nous avons citées plus haut, il nous dit qu'il n'a jamais observé de paralysie des 3e et 4e paires, et, nous rapportant trois observations dont deux suivies d'autopsie, de paralysie de la 6e paire, il insiste sur les raisons qui valent à ce nerf le triste privilège dont il jouit : *sa longueur, sa gracilité et ses rapports intimes avec le rocher.*

C'est encore à un Français, au professeur Panas, que nous devons de connaître avec précision les causes de ces paralysies oculaires traumatiques. A son instigation, son élève Chevallereau soutenait, en 1879, devant la Faculté de Paris, une thèse remarquable ; lui-même, en 1880, puis en 1894, au Congrès d'Edimbourg et dans son *Traité des maladies d'yeux*, enfin, en 1899, au Congrès d'Utrecht, précisait les données de ses prédécesseurs et établissait nettement l'origine basilaire de la paralysie du moteur oculaire externe.

A sa suite, divers auteurs ont abordé cette question. Et si Purtscher (de Klagenfurt) hésite et se demande si les paralysies du moteur oculaire externe ne sont pas plus fréquemment d'origine nucléaire que d'origine basilaire ; si, deux ans plus tard, en 1890, Dufour (de Lausanne), si, en 1896, Simon, plaident pour la première de ces hypothèses, au contraire, en France, malgré les réserves de Bourgeois (de Reims), de Gorecki, la grande majorité des observateurs se prononce en faveur de l'origine basilaire.

C'est, en effet, l'opinion que nous voyons formulée à Lyon, en 1888, par notre maître, M. le professeur agrégé Gangolphe, à Bordeaux, en 1894, dans l'intéressant travail de Lagrange, dans les communications de Badal et de Fromaget, d'Armaignac, et enfin dans la thèse de Lépine, à Montpellier, dans la thèse de Longchampt, à Paris, dans celles de Cheboldaeff, de Cocard et de Cairon.

Enfin, en 1897, M. Lor (de Bruxelles) met au point cette question et se prononce formellement pour l'origine basilaire de l'affection.

Tandis que ces auteurs s'occupaient de la paralysie des nerfs moteurs, l'amaurose traumatique était étudiée vers 1880, en Allemagne, par Von Hölder et Berlin, puis par Leber et Deutschmann ; en France, à la même époque, par Galezowski, Yvert et Chauvel. Devant la Faculté de Lyon, Damond, en 1892, puis Mardellis, en 1900, ont soutenu leur thèse sur ce sujet, tandis qu'en Angleterre la même question était l'objet d'un rapport de Snell. Et ces divers travaux établissaient que l'amaurose traumatique est due à une fracture du canal optique.

Dans cette étude, nous nous efforcerons de grouper, de rapprocher les opinions de nos prédécesseurs, de rechercher, avec eux, le siège, la nature des lésions.

Croyant que dans ce but une considération anatomique est le meilleur guide, nous commencerons par étudier le trajet et les rapports de ces nerfs.

Nous nous efforcerons ensuite de préciser le point où siège la lésion, cause de la paralysie.

Enfin nous étudierons les conditions qui président à l'établissement de cette lésion, puis ses conséquences, le pronostic et le traitement.

Notre travail n'est pas seulement une étude critique et une analyse de travaux, nous avons aussi cherché à éclaircir certains points mal connus.

Mettre en relief l'importance de cette région que constituent la partie centrale du sphénoïde et le sommet du rocher, et aussi, lieu de convergence de l'artère carotide interne et des nerfs de l'orbite; établir les connexions qui existent entre ces traits de fracture et le trajet de ces nerfs, préciser les points de contact de ces derniers avec le squelette, tel est notre but. Nous espérons l'avoir atteint et avoir ainsi contribué à donner au clinicien un moyen précis de reconnaître l'existence des fractures de la base et aussi leur trajet,

C'est sur le conseil de M. le professeur agrégé Gangolphe, chirurgien-major de l'Hôtel-Dieu, que nous avons entrepris cette étude. Qu'il nous soit permis de lui adresser ici l'expression de notre respectueuse reconnaissance pour l'enseignement qu'il nous a donné, pour l'intérêt qu'il nous a témoigné.

M. le professeur agrégé Lagrange et M. le Dr Michaud, médecin-major de l'armée, nous ont donné maintes preuves d'amitié et se sont intéressés à notre travail; nous les prions d'agréer l'expression de notre vive gratitude.

Nous nous sommes adressé à M. le professeur agrégé Braquehaye, chirurgien en chef de l'Hôpital civil français de Tunis, et à M. le Dr Lor, ex-chef de clinique ophtalmologique à la Faculté de Bruxelles, nous ne saurions assez les remercier de l'honneur qu'ils nous ont fait en venant à notre aide et de l'accueil gracieux qu'ils ont fait à notre demande.

LES

NERFS DE L'ORBITE

LEURS PARALYSIES

DANS LES TRAUMATISMES DU CRANE

CHAPITRE PREMIER

TRAJET INTRACRANIEN DES NERFS DE L'ORBITE

Comme nous le verrons ultérieurement, c'est pendant leur trajet au voisinage de la base du crâne que sont atteints, dans les traumatismes craniens, les nerfs de l'orbite. Il nous semble donc nécessaire, avant d'entrer dans le vif du sujet, d'étudier les rapports que contractent ces nerfs avec le squelette, et les points particuliers où peut siéger la lésion qui les atteint. C'est à cette étude anatomique que nous consacrerons ce chapitre.

Leur parcours au voisinage de la base se fait dans des conditions différentes dans la première partie ou partie postérieure de leur trajet, où ils cheminent dans la cavité arachnoïdienne, et dans la partie antérieure, où cheminant sous la dure-mère, ils sont, en quelques points, en contact direct avec le squelette.

Nous étudierons donc séparément, pour chacun de ces nerfs : 1° le trajet prédural, 2° le trajet intradural.

§ I. — TRAJET PRÉDURAL

1° **Bandelettes, chiasma et nerf optique.** — Le chiasma du nerf optique est trop connu de chacun, ainsi que ses branches afférentes et efférentes, les bandelettes et nerfs optiques, pour que nous nous attardions à les décrire.

Nous rappellerons seulement quelques détails sur lesquels il est important d'attirer l'attention.

Nées des corps genouillés externes et internes, les bandelettes optiques, aplaties de haut en bas, se dirigent en avant et en dedans, croisent la face inférieure du pédoncule cérébral et aboutissent aux angles postérieurs du chiasma.

Formé par l'entre-croisement partiel des fibres des bandelettes optiques, le chiasma se présente sous l'aspect d'une lamelle quadrilatère à grand axe transversal, reposant sur la tente de l'hypophyse et sur la tige pituitaire, ainsi que le fait remarquer M. le professeur Testut, et n'est nullement, ainsi que l'enseignent les classiques, au contact de la gouttière optique, fait sur lequel nous ne saurions trop insister, et qui a une grande importance en pathologie, ainsi que nous le verrons plus loin.

Ce sont les deux nerfs optiques qui se détachent des angles antérieurs du chiasma, qui sont au contact de cette gouttière, contact médiat du reste, puisque ces nerfs sont enveloppés des deux gaines piale et arachnoïdienne.

Pendant son court trajet, 1 centimètre environ, au contact de la tente de l'hypophyse en arrière, puis de la gouttière optique en avant, le nerf optique s'engage entre l'artère carotide interne et l'artère cérébrale antérieure.

Recouvert par une gaine piale, le chiasma du nerf optique est situé entre les confluents antérieur et moyen de l'arachnoïde. Celle-ci forme autour de chaque nerf optique une gaine qui l'accompagnera jusqu'au globe oculaire, atténuant pour ces nerfs l'effet de leurs rapports avec la gouttière optique.

Ainsi donc, le chiasma des nerfs optiques, protégé par une double gaine piale et arachnoïdienne, n'est nullement en rapport avec le squelette cranien. De même, dans leur trajet intracranien les nerfs optiques, protégés par la pie-mère et l'arachnoïde, n'ont que des rapports médiats avec la gouttière optique sur laquelle ils reposent.

2° **Nerfs moteurs et trijumeau**. — Cheminant vers la base du crâne, par un trajet plus ou moins long, plus ou moins direct, entre l'isthme de l'encéphale, puis l'encéphale lui-même, et la dure-mère, les nerfs moteurs de l'œil et trijumeau convergent vers le sinus caverneux, soit pour se placer dans sa paroi, soit pour pénétrer dans son intérieur.

Si relevant les hémisphères cérébraux, la tente du cervelet ayant été largement incisée jusqu'au sinus latéral, et les bandelettes optiques sectionnées, nous écartons de l'apophyse basilaire la masse formée par le cerveau et le cervelet, nous verrons tour à tour se présenter à nous les divers nerfs craniens.

A. NERF MOTEUR OCULAIRE COMMUN. — En premier lieu, nous rencontrons, sur un plan un peu inférieur au plan passant par le bord supérieur de l'apophyse basilaire, le nerf moteur oculaire commun, fort cordon nerveux d'abord légèrement aplati, puis cylindrique, naissant près de la ligne médiane, par une douzaine de filets radiculaires.

En ce point, reposant sur le pédoncule cérébral et séparé du nerf moteur oculaire commun du côté opposé par le tronc basilaire, dans l'angle formé par ce vaisseau et l'artère cérébelleuse supérieure, le tronc nerveux apparaît, se porte ensuite obliquement en dehors, en avant et en haut, et, presque à l'endroit où elle donne naissance à l'artère communicante postérieure, passe sous l'artère cérébrale postérieure qui se recourbe sur lui. Prenant à partir de ce moment une direction plus nettement antéro-postérieure, mais cependant toujours légèrement oblique en haut et en dehors vers le côté externe de l'apophyse clinoïde postérieure, un peu en avant de celle-ci, il perfore la dure-mère. Durant ce trajet, fait remarquer Marc Sée, les filets radiculaires de ce nerf se contournent les uns sur les autres et les inférieurs deviennent supérieurs.

Reposant directement sur le cerveau et sur les vaisseaux de la base, pendant un cours trajet de 2 centimètres environ, le moteur oculaire commun se maintient loin du squelette de la base. « Du reste, le moteur oculaire commun est situé au-dessous du feuillet viscéral de l'arachnoïde, dans le confluent inférieur, c'est-à-dire qu'il baigne en plein dans le liquide céphalo-rachidien. Un peu plus loin, au voisinage de la lame quadrilatère du sphénoïde, l'arachnoïde l'entoure complètement et l'accompagne même dans une étendue de 1 ou 2 millimètres jusque dans le canal fibreux de la dure-mère » (Testut, t. III, p. 45).

B. Nerf pathétique. — Sectionnons maintenant les nerfs moteurs oculaires communs, le premier tronc nerveux que nous trouvons est le nerf pathétique, le plus grêle des nerfs moteurs de l'œil, presque au même niveau que le précédent, mais plus en dehors que lui.

Nées d'un noyau qui continue celui du moteur oculaire commun, ses fibres décrivent un trajet intra-protubérantiel en forme de fer à cheval à convexité externe, s'entre-croisent totalement sur la ligne médiane, et apparaissent sur la face supérieure de l'isthme de l'encéphale, immédiatement en arrière des tubercules quadrijumeaux postérieurs, de chaque côté du frein de la valvule de Vieussens. De là, le nerf se dirige obliquement en dehors. en bas et en avant, à côté de l'artère cérébelleuse supérieure, branche du tronc basilaire, contournant la protubérance annulaire et le pédoncule cérébral.

Au moment où nous le voyons surgir à la face inférieure de l'encéphale, dans l'angle formé par le bord externe du pédoncule cérébral et le bord antérieur de la protubérance, ayant déjà parcouru un long trajet, il se porte, par un brusque changement de direction d'arrière en avant et légèrement de dehors en dedans, se plaçant entre le moteur oculaire commun en dedans, et le trijumeau en dehors, et arrive ainsi au sommet du rocher en longeant le bord interne de la fente du cervelet, dont il pénètre l'extrémité antérieure. « Jusqu'ici, le nerf chemine constamment entre le feuillet viscéral de l'arachnoïde et la pie-mère, dans les espaces sous-arachnoïdiens par conséquent. » (Testut, t. III, p. 48.)

C. Nerf trijumeau. — Sur un plan légèrement inférieur, formé de deux racines entourées chacune d'une gaine piale, une grosse racine sensitive, aplatie verticalement, volumineuse, et une racine motrice, plus petite, qui longe le bord interne de la précédente, le nerf trijumeau se porte en avant et en dehors, depuis le point où la protubérance se fusionne avec les pédoncule cérébelleux, jusqu'à la partie interne du bord supérieur du rocher.

En rapport, en haut avec le cervelet, en bas avec le rocher, revêtues chacune de leur gaine piale, « situées tout d'abord entre l'arachnoïde et la pie-mère, les deux racines reçoivent, au voisinage du rocher, une gaine arachnoïdienne commune qui les accompagne jusqu'au ganglion de Gasser ». (Testut, t. III, p. 52.)

D. Nerf moteur oculaire externe. — Enfin, né à la face antérieure du bulbe, dans le sillon qui sépare la pyramide antérieure de la protubérance, formant, en ce point, avec le facial situé en dehors de lui, un angle aigu ouvert en avant et en dehors, le nerf moteur oculaire externe, le plus grêle des nerfs après le pathétique, se porte en avant et en haut, entre la protubérance et la gouttière basilaire, croise l'artère cérébelleuse inféro-antérieure, passant tantôt au-dessus, tantôt au-dessous d'elle, et, sur le bord latéral de la lame quadrilatère, perfore cette portion de la dure-mère qui unit l'apophyse clinoïde postérieure au sommet du rocher. Et, dans ce parcours, « le feuillet viscéral de l'arachnoïde l'applique contre la protubérance dans la plus grande partie de son étendue. Ce n'est qu'au moment où il va perforer la dure-mère, que la membrane séreuse l'enveloppe entièrement et lui forme une gaine complète, laquelle, du reste, est toujours très courte. » (Testut, t. III, p. 793.)

3° **Conclusions.** — En résumé, tous ces nerfs qui, de l'isthme de l'encéphale et des hémisphères, convergent vers la partie centrale de la base du crâne, vers le sinus caverneux ou ses parois, baignent dans la cavité arachnoïdienne, protégés ensuite par une double gaine piale et arachnoïdienne.

Nous ne saurions trop insister sur cet appareil protecteur, parfaitement décrit dans les quelques lignes suivantes de la thèse d'agrégation de Farabeuf :

« Le cerveau étant renversé, la base en l'air, on constate facilement, en soulevant la séreuse viscérale par insufflation, que les racines des nerfs sont, dans la première partie de leurs parcours, tout à fait accolées à la pie-mère et, par conséquent, placées sous l'arachnoïde ; on voit, de plus, que cette membrane ne leur fournit qu'une très courte gaine, au moment où les nerfs s'engagent dans les orifices de la dure-mère. Cet orifice est, en général, assez juste pour que l'arachnoïde n'y puisse pénétrer avec le nerf. On peut cependant constater qu'il y a une très légère et insignifiante invagination de la séreuse dans le conduit ostéofibreux de chaque cordon nerveux. »

Les nerfs, maintenus ainsi écartés de la base du crâne, ne se trouvent dans aucune partie de leur parcours prédural au contact du squelette.

Seul, le nerf moteur oculaire externe, protégé par ses gaines arachnoïdienne et piale, chemine, pendant une partie de son trajet, au voisinage de ce squelette. Et, justement, cette portion du squelette, revêtue, il ne faut pas l'oublier, par la dure-mère, est celle que Félizet nous a démontré n'être jamais atteinte par un trait de fracture, cette zone intacte qu'est l'apophyse basilaire de l'occipital.

C'est donc à juste titre, croyons-nous, que nous avons donné seulement un aperçu anatomique fort incomplet de cette partie du trajet intracranien des nerfs moteurs de l'œil et du trijuneau, réservant toute notre attention pour la deuxième portion de ce trajet, où, nous le verrons, est le siège des lésions des nerfs de l'orbite dans le cas de traumatisme cranien.

§ II. — TRAJET INTRADURAL : RÉGION CAVERNEUSE

Nous venons de voir les nerfs à destination orbitaire, au moment de leur issue hors de la cavité arachnoïdienne, au moment où ils perforent la dure-mère, converger vers un même point de la base du crâne, immédiatement en dehors de la selle turcique, vers le sinus caverneux.

C'est vers ce même point que se dirigent les fractures de l'étage moyen, les plus fréquentes de toutes les fractures de la base; c'est aussi en ce point que l'artère carotide interne pénètre dans le crâne et que convergent les vaisseaux veineux de la partie antérieure du crâne et de l'orbite.

Ces raisons diverses nous semblent devoir donner au sinus caverneux une individualité analogue à celle de la région parotidienne ou du creux axillaire : comme ces régions, c'est un véritable carrefour de troncs nerveux et de vaisseaux sanguins.

Tous ces organes cheminent dans la cavité du sinus caverneux, ou dans ses parois. Situés sur les flancs du corps du sphénoïde, en dehors de la selle turcique, en dedans de la fosse sphéno-temporale, communiquant en avant avec l'orbite et avec l'étage postérieur en arrière, en rapport médiat avec le sinus sphénoïdal, la gouttière et le sinus caverneux constituent la région ou ce que nous désignerons sous le nom de région caverneuse :

1° **Limites.** — En forme de prisme à section triangulaire, la région caverneuse présente des limites pour la plupart fictives :

a) En dedans, un plan mené par l'apophyse clinoïde postérieure et par le bord externe de la gouttière ethmoïdale, passant par le bord interne du canal optique, la sépare de la selle turcique et du sinus sphénoïdal ;

b) En dehors, elle est limitée par un plan passant en haut par l'extrémité antérieure de la petite circonférence de la tente du cervelet, et en bas par une ligne courbe à concavité dirigée en dehors, qui passe par le bord interne des trous ovale et grand rond et aboutit à la fente sphénoïdale ;

c) Le plan supérieur de la région est formé par l'apophyse clinoïde antérieure, la base de l'apophyse d'Ingrassias et l'extrémité antérieure de la tente du cervelet ;

d) En avant, un plan passant par l'angle externe de la fente sphénoïdale d'un côté et se dirigeant transversalement vers le point symétrique du côté opposé, la sépare de la région orbitaire, qui communique avec elle par la fente sphénoïdale ;

e) En arrière, un plan transversal passant par les points où les nerfs moteurs oculaires externes s'engagent sous la dure-mère et par la suture sphénobasilaire en bas, et en haut par la grande circonférence de la tente du cervelet, la limite du côté du cervelet et de l'isthme de l'encéphale.

2° **Parois.** — La région caverneuse présente ainsi trois parois et deux extrémités.

Des trois parois, une est durale, la paroi externe ; les deux autres sont en partie osseuses, en partie durales, ce sont les parois inféro-interne et supérieure. Les deux extrémités répondent à des parties molles.

A. Paroi inféro-interne. — La paroi inféro-interne est, dans sa partie supérieure, formée par un feuillet dural, tandis que sa portion inférieure est formée par le squelette de la base.

a) La partie supérieure de cette paroi est constituée par un mince feuillet dural, qui descend vers le fond de la selle turcique pour la tapisser, et à travers lequel, à la partie antérieure, la carotide interne est en rapport avec le lobe antérieur de l'hypophyse.

b) La partie inférieure de cette paroi est formée d'arrière en avant par le sommet du rocher, la gouttière caverneuse et la partie la plus interne de la grande aile du sphénoïde.

α. Creusé du canal carotidien, le sommet du rocher s'engage dans l'angle que forment la grande aile et le corps du sphénoïde. Il présente à sa partie antéro-inférieure une échancrure plus ou moins régulière que complète en avant la partie postérieure de la gouttière caverneuse, pour former le trou déchiré antérieur, d'ailleurs comblé dans sa moitié externe par un fibro-cartilage.

A 2 millimètres environ de l'extrême sommet du rocher, passe, ainsi que nous le verrons plus loin, le nerf moteur oculaire externe.

« A son passage sur le bord supérieur du rocher, le nerf moteur oculaire externe glisse en dedans d'une petite saillie osseuse qui se détache de ce bord et qui varie de forme et de dimension, suivant les sujets ; elle affecte tantôt la forme d'un petit tubercule, tantôt celle d'une épine ou d'une lamelle mince et tranchante, etc. Je l'ai observée à peu près constamment sur une trentaine de rochers que j'ai examinés à ce sujet. Comme cette saillie osseuse sert en même temps de limite externe au sinus pétreux inférieur, elle est d'autant plus développée que le sinus est plus large ; elle se continue et se confond sur la face postérieure du rocher avec la lèvre externe de la gouttière pétreuse inférieure. » Telle est la description que donne M. le professeur Testut de l'extrémité du rocher ; comme lui, nous avons relevé, dans les quarante-deux dissections que nous avons faites de la région, l'existence de cette saillie osseuse en dedans de laquelle glisse le moteur oculaire externe.

En dehors de ce nerf et à 3 ou 4 millimètres de lui, le bord supérieur du rocher présente une gouttière correspondant à l'orifice du cavum de Meckel ; c'est en ce point que le nerf trijumeau passe de l'étage postérieur à l'étage moyen et s'engage dans l'épaisseur de la dure-mère. Continuant cette échancrure sur la face antéro-supérieure du rocher, une dépression fort nette, s'élargissant d'arrière en avant, aboutit au niveau de la moitié externe du trou déchiré antérieur, c'est la paroi inférieure du cavum de Meckel.

Entre le bord postérieur du rocher et le corps du sphénoïde, chemine le sinus pétreux inférieur qui continue directement en arrière le sinus caverneux. Il croise, en passant sous lui, le nerf moteur oculaire externe au point où celui-ci s'engage sous la dure-mère.

En ce même point, naît un tractus fibreux dural, décrit par Grüber en 1859, sous le nom de ligament sphéno-pétreux. Ce ligament sphéno-pétreux n'est en réalité qu'un épais tractus fibreux appartenant à la paroi postérieure du sinus caverneux. Il se détache de la dure-mère et de la face postéro-supérieure du rocher, sur un petit espace s'étendant depuis un point situé entre la partie interne de l'orifice du cavum de Meckel et le bord externe du sinus pétreux inférieur, par une série de tractus qui se réunissent en un fort cordon fibreux. Ce cordon fibreux traverse obliquement, en haut et en dedans, la partie postérieure du sinus caverneux et le sinus occipital transverse, puis se divise en une série de faisceaux qui vont prendre insertion sur la lame quadrilatère et l'apophyse clinoïde postérieure.

Nous verrons ultérieurement l'importance que les cliniciens ont donnée aux rapports de ce ligament avec le sinus pétreux inférieur, et surtout avec le nerf moteur oculaire externe qu'il applique contre le sommet du rocher.

β. Continuant le canal carotidien, la gouttière caverneuse serpente sur le flanc du corps sphénoïdal. Elle suit d'abord un trajet ascendant, oblique en avant et légèrement en dedans, puis, environ sur une longueur de 1 cm. 5, prend une direction horizontale d'arrière en avant ; enfin, arrivée au niveau de l'apophyse clinoïde antérieure, elle reprend son trajet ascendant, oblique en avant et en dedans, pour se porter sur le côté interne de cette apophyse. En ce point, la gouttière caverneuse creuse, au-dessous de l'apophyse clinoïde antérieure, une échancrure profonde, convertie quelquefois en trou, qui donne passage à l'artère carotide interne. Cette échancrure ou ce trou carotidien antérieur n'est séparé du canal optique que par une languette osseuse. Ainsi que le fait remarquer notre maître, M. le professeur Testut, « la gouttière caverneuse décrit deux courbes qui se regardent en sens opposé et, de ce fait, revêtent la forme d'un S italique » (Testut, II, p. 129).

γ. En dehors de la gouttière caverneuse et en dedans des trous ovale et grand rond, la partie interne de la grande aile du sphénoïde, à son point de soudure avec le corps, complète la paroi inférieure de la région.

Séparée, en arrière, du rocher par le trou déchiré antérieur que comble une lame épaisse de fibro-cartilage, elle présente un sillon antérieur, généralement à peine marqué, dirigé en avant et en dedans, correspondant au trajet intracranien du nerf maxillaire supérieur, et un autre, plus marqué, dirigé en arrière et en dehors, naissant de la gouttière caverneuse un peu en arrière du trou grand rond, aboutissant au trou ovale et correspondant au trajet de la veine du trou ovale.

Dans sa moitié postérieure, la gouttière caverneuse en est séparée par une languette osseuse, la lingula de Meckel, souvent très développée, qui correspond à l'espace compris entre le trou grand rond et le trou ovale.

De la partie postérieure de la lingula et du bord interne du cavum de Meckel, se détache un ligament, le ligament carotidien de Trolard, qui de là se porte en avant et en dedans, et, se bifurquant, se fixe sur la face inférieure de l'artère carotide interne, au niveau de sa courbe antérieure, contribuant ainsi à la fixer.

B. Paroi supérieure. — La paroi supérieure, ainsi que nous l'avons déjà dit, est formée dans sa partie antérieure par les apophyses clinoïdes antérieures et la partie avoisinante des petites ailes du sphénoïde, tandis que sa partie postérieure est constituée par l'extrémité antérieure de la tente du cervelet.

a) La partie antérieure, qui se continue avec la voûte orbitaire, correspond en dedans de l'apophyse clinoïde antérieure au canal optique, et en dehors à la paroi supérieure de la fente sphénoïdale.

« Creusé dans l'épaisseur de la petite aile du sphénoïde, à la base de cette apophyse, dit M. le médecin inspecteur Chauvel, le canal optique n'est pas un simple orifice osseux, mais un véritable conduit, fortement oblique en avant et en dehors, assez régulièrement arrondi, peut-être un peu aplati transversalement; il n'a pas moins de 4 à 5 millimètres de longueur moyenne, et s'ouvre en avant dans la loge orbitaire, en arrière dans la cavité cranienne à la base des apophyses clinoïdes antérieures. Sa paroi externe, la plus courte et la plus résistante, présente une longueur de 3 à 4 millimètres environ. Sa paroi supérieure, très fragile, atteint souvent près de 1 centimètre en arrière. Il en est de même de la partie interne, dont la minceur est remarquable. La paroi inférieure offre plus de solidité et sépare le canal optique de la partie la plus évasée de la fente sphénoïdale. C'est par ce conduit osseux que pénètrent dans l'orbite le nerf optique et l'artère ophtalmique. »

Pendant ce trajet, l'artère étant située à sa partie inféro-interne, par l'intermédiaire de ses gaines, le nerf adhère intimement aux parois du canal et plus particulièrement à la plus fragile, la paroi supérieure, rapport dont nous verrons l'importance en étudiant les traumatismes craniens.

b) La dure-mère, intimement adhérente à ce niveau et en particulier au niveau de l'apophyse clinoïde, revêt cette surface osseuse. En dehors de l'apophyse clinoïde, après avoir logé dans son épaisseur, le long du bord postérieur de la petite aile du sphénoïde, le sinus spléno-pariétal de Breschet, la dure-mère ferme la fente sphénoïdale. Du sommet de l'apophyse clinoïde se détache un fort cordon fibreux, l'extrémité antérieure de la petite circonférence de la tente du cervelet, qui se dirige directement d'arrière en avant, fortement tendue, passant au-dessus du sommet du rocher et de l'extrémité de la grande circonférence, et un peu en dehors de l'apophyse clinoïde postérieure.

En dedans de l'apophyse clinoïde antérieure, un petit repli falciforme de la dure-mère prolonge en arrière le rebord supérieur du trou optique, s'étale au-dessus du nerf formant la « tente du nerf optique » (Testut). S'étant, sur tout le pourtour du canal optique, réfléchie, pour envelopper ainsi que l'arachnoïde le nerf déjà entouré de sa gaine piale, la dure-mère vient former la paroi supérieure d'un espace triangulaire ayant pour sommet le canal optique, pour base la grande circonférence de la tente du cervelet, depuis l'apophyse clinoïde postérieure jusqu'au point où elle croise la petite circonférence, et comme côtés, cette petite circonférence et le bord interne de l'apophyse clinoïde antérieure en dehors et en dedans la imite interne de la région. Cette surface triangulaire ainsi constituée, véritable expansion antérieure de la grande circonférence de la tente du cervelet, est perforée de trois orifices par lesquels pénètrent dans le sinus caverneux les nerfs pathétique et moteur oculaire commun et en sort l'artère carotide interne.

L'artère carotide fait issue hors du sinus caverneux dans l'angle antérieur de ce plan, entre le nerf optique, qui est en dedans, et l'apophyse clinoïde, qui est en dehors, en donnant naissance à l'artère ophtalmique. Celle-ci, après un court trajet de 2 millimètres, se place, ainsi que nous l'avons déjà vu, sur le côté inféro-externe du nerf, dans le canal optique.

A l'angle externe, se dissimulant sous la circonférence antérieure de la tente du cervelet, le nerf pathétique pénètre dans la paroi supérieure du sinus, pour se retrouver immédiatement dans l'épaisseur de la paroi externe avec laquelle nous l'étudierons.

Enfin, sur une ligne menée du sommet de l'apophyse clinoïde antérieure à l'apophyse clinoïde postérieure, à égale distance de ces deux points, le nerf moteur oculaire commun, après avoir tracé sur cette surface, depuis le bord externe de l'apophyse clinoïde postérieure, un sillon correspondant à son trajet, s'engage d ansl'épaisseur de la paroi supérieure, puis immédiatement dans la paroi externe, à sa partie la plus élevée, au contact de l'apophyse clinoïde antérieure.

Ainsi constituée par une portion squelettique, petites ailes du sphénoïde, par l'extrémité antérieure de la petite circonférence, et par un espace triangulaire dural, expansion de la grande circonférence de la tente du cervelet, la paroi supérieure est un lieu de passage pour quatre des organes importants de la région caverneuse : nerf optique, moteur oculaire commun et pathétique et artère carotide interne avec sa branche, l'artère ophtalmique.

C. Paroi externe. — La paroi externe, exclusivement durale, est formée par une expansion de la circonférence antérieure de la tente du cervelet, insérée en haut au bord externe de l'apophyse clinoïde antérieure et au tractus fibreux qui constitue l'extrémité antérieure de cette circonférence, et en bas sur la limite externe de la région. Cette paroi affecte ainsi une forme nettement hémicirculaire, à concavité externe et antérieure.

En arrière, cette paroi se dédouble dans sa partie inférieure en deux feuillets, dont l'un, externe, se continue avec la portion de la dure-mère qui revêt la fosse sphéno-temporale, et l'autre, interne, s'insérant sur la lingula, divise la région en deux loges secondaires, le *cavum de Meckel* et le *sinus caverneux*, puis s'unit à nouveau au précédent, sur le bord externe du cavum de Meckel.

A la partie antérieure de la région, les deux feuillets se fusionnent et forment la paroi externe du sinus caverneux.

Correspondant à la fossette, déjà décrite, que présente, tout près du sommet, la face antéro-supérieure du rocher et à la portion externe du trou déchiré antérieur, une loge fibreuse, le cavum de Meckel, est constituée par la déhiscence des deux feuillets duraux, à mi-distance entre le bord externe et la paroi supérieure de la région. Cette loge présente deux parois et trois bords : 1° la paroi supérieure est constituée par le feuillet superficiel de la dure-mère, qui se continue en arrière au niveau du bord supérieur du rocher, avec la tente du cervelet, en dehors avec la dure-mère de la fosse sphéno-temporale, en dedans avec la paroi supérieure du sinus caverneux; 2° la paroi inféro-interne est formée par la paroi externe du sinus caverneux qui s'insère sur la lingula, puis vient tapisser la paroi inférieure du cavum.

Nous avons déjà décrit deux de ses trois bords; le bord externe avec l'ensemble de la région, le bord supérieur en étudiant la formation du cavum ; le bord postérieur présente un orifice de forme ellipsoïdale à grand axe transversal, l'orifice du cavum, dans l'épaisseur de ce bord, au voisinage de cet orifice, divers auteurs ont signalé la formation d'osselets.

C'est dans cette loge que se trouve le ganglion de Gasser, trop connu pour que nous nous attardions à le décrire, donnant naissance aux trois branches qui valent au nerf son nom de trijumeau. Le ganglion ne repose sur le squelette et la lame fibreuse qui comble la partie externe du trou déchiré antérieur que par ses deux tiers externes, son extrémité interne, celle d'où se détache le nerf ophtalmique, étant accolée à la paroi externe du sinus à laquelle elle adhère fortement.

Les deux branches inférieures du ganglion vont faire issue hors de la cavité cranienne, à l'extrême limite de la région, par les trous grand rond et ovale.

La paroi externe du sinus caverneux, formée à sa partie postérieure et inférieure par la lame durale, qui s'insère sur la lingula et le sépare du cavum de Meckel, est constituée dans sa partie antérieure et dans la partie supérieure de sa moitié postérieure, par la réunion des deux feuillets qui forment les parois du cavum de Meckel.

A son extrémité toute postérieure s'ouvre le sinus pétreux inférieur, logé jusqu'en ce point dans l'épaisseur du bord antérieur de la grande circonférence de la tente du cervelet, le long du bord supérieur du rocher.

Dans l'épaisseur de cette paroi cheminent la plupart des nerfs à destination orbitaire : moteur oculaire commun, pathétique et branche ophtalmique du trijumeau.

Le *moteur oculaire commun*, que nous avons déjà rencontré en étudiant la paroi supérieure de la région, un peu après s'être engagé dans la paroi supérieure du sinus, vient suivant un trajet légèrement oblique de haut en bas, se placer à la partie supérieure de la paroi externe, dans sa moitié antérieure, un peu en arrière de l'apophyse clinoïde antérieure. On le trouve au contact de celle-ci, gagnant la partie la plus large de la fente sphénoïdale, où il se divise en ses deux branches terminales, au moment de pénétrer dans l'orbite. Rappelons en passant que, pendant la première partie de ce trajet sur une longueur de 1 à 2 millimètres, le nerf est encore revêtu de sa gaine arachnoïdienne.

Nous avons vu le *pathétique* pénétrer la paroi supérieure du sinus au niveau de l'entrecroisement des deux extrémités de la tente du cervelet. Il passe aussitôt dans l'épaisseur de la paroi externe, séparé du moteur oculaire commun par une distance de 3 millimètres environ, à mi-distance entre lui et le trijumeau.

Il vient, grâce au trajet oblique du nerf de la troisième paire et à son propre trajet horizontal, se placer en dehors de lui au niveau de l'apophyse clinoïde, avant de pénétrer dans la fente sphénoïdale, et au-dessus de sa branche supérieure après avoir franchi cette fente. Le nerf pathétique est en effet le seul des nerfs moteurs qui ne passe point par l'anneau de Zinn. Au niveau de la partie moyenne de la fente sphénoïdale, entouré d'une gaine fibreuse à laquelle il adhère fortement, il est en rapport avec la paroi supérieure de la fente.

Enfin le *nerf ophtalmique*, se détachant du ganglion de Gasser par un trajet dirigé d'arrière en avant, de dehors en dedans et un peu de bas en haut, se porte vers la fente sphénoïdale. Situé en arrière, à 3 millimètres environ au-dessous du pathétique, il le rejoint au niveau de l'apophyse clinoïde et se place sur son côté externe, se divise aussitôt et pénètre dans l'orbite, deux de ses branches se portant à la partie supérieure de la région, les nerfs frontal et lacrymal, et la troisième s'engageant dans l'angle que forment les deux branches du moteur oculaire commun vers la partie la plus interne de l'anneau de Zinn, le nerf nasal.

Nous ne ferons que signaler en passant les anastomoses de ces trois nerfs entre eux et avec le sympathique, et en particulier le nerf récurrent d'Arnold, anastomose qu'envoie, presque au début de son trajet intradural, l'ophtalmique au pathétique, et qui perfore celui-ci, se réfléchissant aussitôt en arrière sur la tente du cervelet et la faux du cerveau.

Ainsi, dans l'épaisseur de la paroi externe, cheminent trois nerfs à destination orbitaire ; le moteur oculaire commun, dont nous devons signaler particulièrement les rapports avec l'apophyse clinoïde antérieure, le pathétique en rapport avec la paroi supérieure de la fente sphénoïdale, et le nerf ophtalmique.

Au niveau de l'apophyse clinoïde antérieure, le pathétique, qui chemine horizontalement, est croisé par le nerf moteur oculaire commun, dirigé de haut en bas, de dedans en dehors et d'arrière en avant, et par la branche ophtalmique du trijumeau, dirigée de bas en haut, de dehors en dedans et d'arrière en avant.

Les rapports de ces trois nerfs sont donc les suivants :

1° Au niveau du milieu de la selle turcique, nous trouvons : sur une ligne horizontale, se dirigeant directement d'arrière en avant, à égale distance du moteur oculaire commun et de la branche ophtalmique du trijumeau, le pathétique; — 3 millimètres environ au-dessus de lui, à la partie toute supérieure de la paroi externe du sinus, le moteur oculaire commun dirigé d'arrière en avant, de dedans en dehors et de haut en bas; — 3 millimètres environ au-dessous du pathétique, le nerf ophtalmique, suivant une direction inverse de celle du moteur oculaire commun, d'arrière en avant, de dehors en dedans et de bas en haut.

2° Au niveau de la gouttière optique, les rapports sont les mêmes, mais les trois troncs nerveux sont presque en contact.

3° Au niveau de la fente sphénoïdale, nous trouvons: en dehors de l'anneau de Zinn, de dehors en dedans, les nerfs lacrymal et frontal, branche de l'ophtalmique et le pathétique; passant par l'anneau de Zinn : à la partie supérieure, la branche supérieure du moteur oculaire commun, au-dessous d'elle et un peu en dedans le nerf nasal, branche de l'ophtalmique, à la partie inférieure, la branche inférieure du moteur oculaire commun ayant sur son côté externe le moteur oculaire externe.

3° **Extrémités.** — A. Extrémité antérieure. — L'extrémité antérieure répond à la partie la plus large de la fente sphénoïdale. Cette fente, que nous ne nous attarderons pas à décrire, du reste complètement obturée par des parties molles, présente la forme d'un triangle dont les angles inférieur et interne sont arrondis. Son bord supérieur est formé par l'apophyse d'Ingrassias, qui appartient à la partie supérieure de la région. Son bord interne est en rapport, en haut avec le canal optique, en bas avec le sinus sphénoïdal. Son bord inférieur, constitué par le bord interne de la grande aile du sphénoïde, oblique de dehors en dedans, d'avant en arrière et de haut en bas dans sa moitié externe, présente, dans sa moitié interne, une échancrure à concavité supérieure. C'est grâce à cette échancrure qu'est formée la partie la plus large de la fente sphénoïdale, correspondant à la fois au sommet de l'orbite et au sinus caverneux, et par où passent la plupart des organes communs aux deux régions : veine ophtalmique, nerfs moteurs et branche ophtalmique du trijumeau.

B. Extrémité postérieure. — Accolée au bord supérieur du rocher et contenant dans son épaisseur le sinus pétreux supérieur jusqu'au point où, après être passée au-dessus de l'orifice du cavum de Meckel, elle croise la petite circonférence, la grande circonférence de la tente du cervelet forme, ainsi que nous l'avons déjà vu, la limite de l'extrémité postérieure et des parois supérieure, en dedans, et externe, en dehors.

L'extrémité postérieure est formée uniquement par une expansion fibreuse qu'abandonne cette grande circonférence, s'insérant en bas sur le corps du sphénoïde, au niveau du bord inférieur du sinus occipital transverse et sur la ligne d'insertion externe du ligament sphéno-pétreux, depuis le point où se croisent le sinus pétreux inférieur et le nerf moteur oculaire externe jusqu'à l'orifice du cavum de Meckel. Elle forme la paroi supérieure du sinus pétreux inférieur, puis la paroi postérieure du sinus caverneux. C'est à l'angle inféro-externe que le nerf moteur oculaire externe s'engage sous la dure-mère.

4° **Sinus caverneux.** — Ainsi limité, le *sinus caverneux*, vaste confluent de la circulation veineuse de la partie antérieure du crâne et de l'orbite, se présente sous l'aspect d'une large cavité gorgée de sang, où s'entre-croisent une innombrable quantité de travées conjonctives et de petits vaisseaux sanguins.

A l'intérieur de ce sinus, entourés d'une tunique endothéliale qui les isole du sang contenu dans ce sinus, cheminent l'artère carotide interne et nerf moteur oculaire externe.

L'*artère carotide interne*, pénétrant par le trou déchiré antérieur dans le sinus caverneux, et en sortant sur le côté interne de l'apophyse clinoïde antérieure, décrit, comme la gouttière caverneuse sur laquelle elle repose, une double courbe en forme d'*S* italique. Par un trajet verticalement ascendant, elle vient se mettre, en se recourbant, au contact de l'apophyse clinoïde postérieure et de la paroi supérieure du sinus, auxquelles elle adhère, ainsi qu'à la paroi externe, puis, par un trajet oblique en bas et en avant, elle se porte au niveau de l'apophyse clinoïde antérieure et, se redressant brusquement, elle perfore la paroi supérieure du sinus sur le côté interne de cette apophyse, ainsi que nous l'avons déjà vu.

C'est au niveau de ce second coude que s'insère sur elle le ligament carotidien de Trolard, qui, de même que le ligament pétro-sphénoïdal de Grüber, nous semble devoir être considéré comme l'une des innombrables brides fibreuses qui, mêlées avec des artérioles, s'entre-croisent dans le sinus.

Dans ce trajet, la carotide est, par sa face interne, en rapport médiat avec l'hypophyse, qui parfois porte son empreinte plus ou moins nettement dessinée, et en dehors directement avec le nerf moteur oculaire externe et les nerfs situés dans la paroi externe : moteur oculaire commun, pathétique, nerf ophtalmique.

Signalons le rapport qu'elle contracte, à son issue hors du canal carotidien, avec le sommet du rocher, rapport sur lequel a fortement insisté Delens.

Le nerf *moteur oculaire externe*, revêtu d'une gaine arachnoïdienne pendant 1 ou 2 millimètres, perfore la dure-mère au niveau du bord postérieur du rocher ; parfois, il se présente sous la forme de deux cordons nerveux qui traversent isolément la dure-mère et se fusionnent à l'intérieur du sinus, avant d'atteindre la fente sphénoïdale, ainsi que le fait remarquer M. le professeur Testut, et que nous l'avons constaté au cours de nos dissections.

Par un trajet ascendant et un peu oblique en dehors, il passe par-dessus le sinus pétreux inférieur, tout près de son embouchure. S'enroulant sur la face postérieure et le bord supérieur du sommet du rocher, à 1 ou 2 millimètres de son extrémité, il continue son trajet ascendant pour venir s'accoler au bord postérieur de la carotide interne, un peu au-dessus du canal carotidien, puis se porte horizontalement d'arrière en avant, se recourbant sur le bord supérieur du rocher. Il décrit ainsi une anse à concavité inférieure.

Cette description n'est pas toujours exacte et, dans quelques-unes de nos préparations, cette inflexion se fait, non point sur l'angle du rocher, mais au-dessus, sur le bord postérieur même de la carotide au sortir du canal carotidien.

Après avoir décrit cette première anse à concavité inférieure, le nerf en décrit une deuxième, à concavité interne, embrassant la demi-circonférence externe de la carotide, à laquelle elle est intimement accolée. Cette deuxième courbe, que signale M. le professeur Testut, nous l'avons observée dans les quarante-deux préparations que nous avons faites.

Enfin, se portant directement en avant, longeant la carotide, mais sans décrire les mêmes courbes qu'elle, le nerf chemine au même niveau que le nerf ophtalmique. Ce trajet est horizontal et non légèrement ascendant comme celui de l'ophtalmique. Le moteur oculaire externe vient se placer sur la face interne de ce nerf, près de son bord inférieur, au niveau de la gouttière optique, puis en dessous de lui et en dehors de la branche inférieure du moteur oculaire commun et de la veine ophtalmique, au niveau de la fente sphénoïdale.

Comme les autres nerfs moteurs de l'œil, le moteur oculaire externe reçoit des anastomoses de l'ophtalmique et du sympathique.

5° **Conclusions.** — En résumé, la région caverneuse est formée d'une seule loge, le sinus caverneux La paroi externe se dédouble formant une gaine aux nerfs sensitifs et moteurs à destination orbitaire qui sont, de haut en bas : le moteur oculaire commun, le pathétique, et le trijumeau représenté, en avant, par sa branche ophtalmique seulement.

Le dédoublement de cette paroi externe est surtout évident à sa partie postérieure et inférieure où il constitue le cavum de Meckel.

La cavité du sinus est traversée en diagonale, de la partie postérieure de sa paroi inférieure à la partie antérieure de sa paroi supérieure, par la carotide interne qui décrit à son intérieur une courbe en forme d'*S* italique. De même, de sa paroi postérieure à sa paroi antérieure, suivant sensiblement son axe, le nerf moteur oculaire externe se porte horizontalement d'arrière en avant.

De cette étude anatomique nous devons retenir :

1° Que dans la partie postérieure de leur trajet, les nerfs de l'orbite protégés par l'arachnoïde et la dure-mère n'ont pas de rapports ou n'ont que des rapports indirects avec le squelette ;

2° Que dans la partie antérieure de leur trajet :

a) Le nerf optique adhère aux diverses parois de son canal, en particulier à la paroi supérieure.

b) Le nerf moteur oculaire externe, au sommet du rocher, par sa première anse adhère au squelette, par la deuxième à l'artère carotide interne.

c) Le nerf moteur oculaire commun est accolé à l'apophyse clinoïde antérieure.

d) Le nerf pathétique, le seul des nerfs moteurs de l'œil qui passe en dehors de l'anneau de Zinn, est au niveau de la fente sphénoïdale au contact de la petite aile du sphénoïde.

e) Le tronc du trijumeau repose sur le bord supérieur et la face antéro-supérieure du rocher, et sa branche ophtalmique est en rapport avec les parois de la fente sphénoïdale.

EXPLICATION DE LA PLANCHE

Fig. I. — Rapports des nerfs moteur oculaire commun et pathétique avec l'apophyse clinoïde antérieure.

1, Nerf optique.
2, Nerf moteur oculaire commun.
2', Sa branche supérieure.
2'', Sa branche inférieure.
3, Nerf pathétique.
4, Nerf moteur oculaire externe.
5, 5' Artère carotide interne.
6, Sommet du rocher.
7, Apophyse clinoïde antérieure.
8, Extrémité antérieure de la petite circonférence de la tente du cervelet.
9, Fente sphénoïdale.
10, Trou grand rond.

Fig. II. — Rapports des nerfs moteur oculaire commun et pathétique avec le nerf optique.

1, Nerf optique.
2, Nerf moteur oculaire commun.
3, Nerf pathétique.
4, Côté externe du corps du sphénoïde, point où s'insère la petite aile du sphénoïde.
5, Artère carotide interne.
6, Trou grand rond.
7, Apophyse clinoïde postérieure.

En pointillé, l'apophyse clinoïde antérieure et la petite aile du sphénoïde.

Fig. III. — Rapports du moteur oculaire externe avec le sommet du rocher et l'artère carotide interne.

1, Nerf optique.
2, 2' Artère carotide interne.
3, Apophyse clinoïde antérieure.
4, Nerf moteur oculaire externe.
5, Apophyse clinoïde postérieure.
6, Ligament sphéno-pétreux.
7, Cavum de Meckel.
8, Sommet du rocher.

Fig. IV. — Rapports entre les traits de fracture et le trajet des nerfs.

1, Trait de fracture atteignant le nerf optique dans le canal optique.
1', Le même trait s'irradiant à la partie interne de la fente sphénoïdale et atteignant le nerf moteur oculaire commun.
2, Trait de fracture lésant le pathétique.
3, Eclatement du sommet du rocher qui produit la paralysie du moteur oculaire externe.

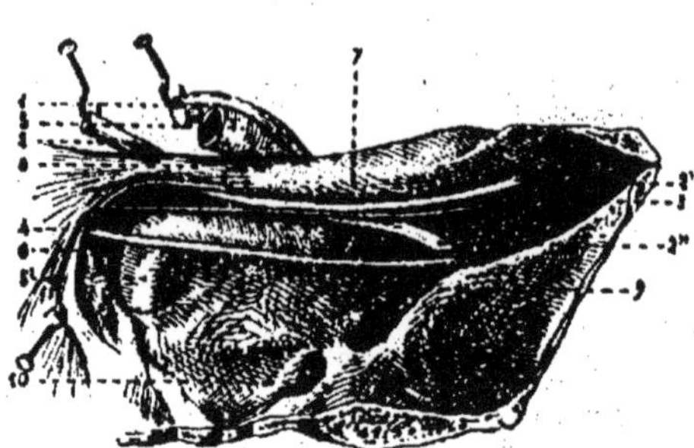

Fig. I.

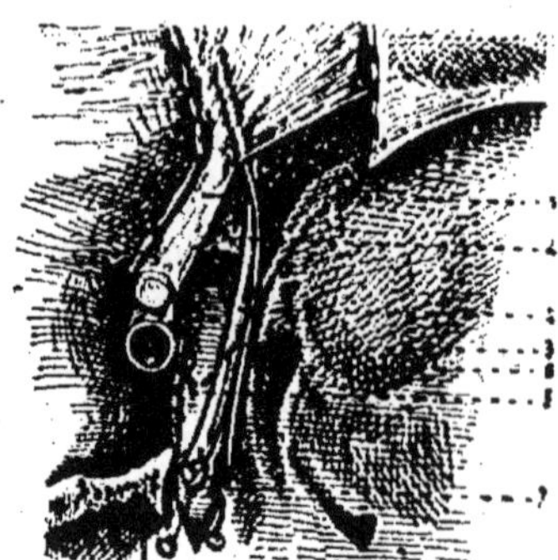

Fig. II.

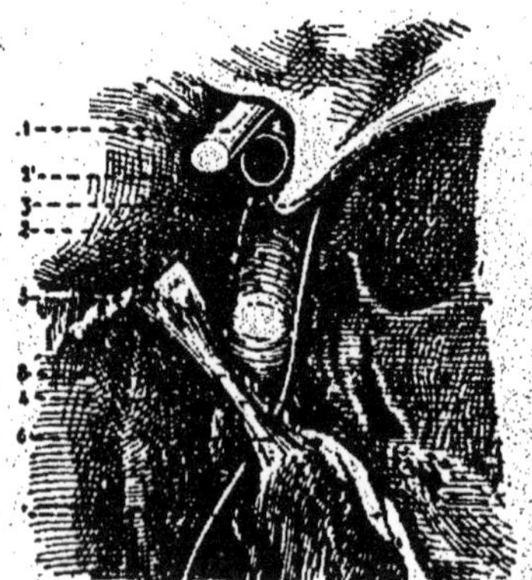

Fig. III.

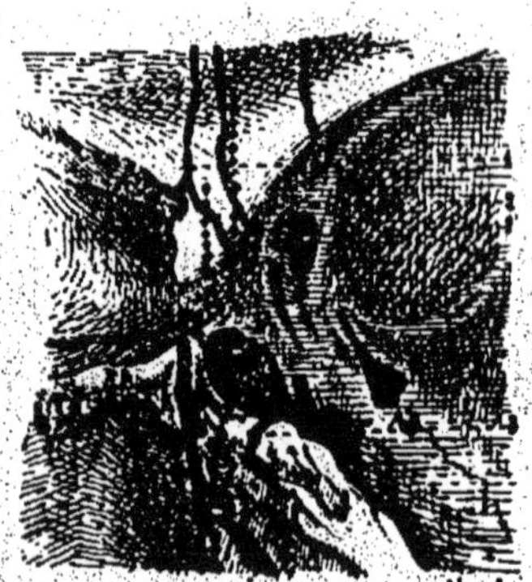

Fig. IV.

CHAPITRE II

CONSIDÉRATIONS GÉNÉRALES SUR LES FRACTURES DE LA BASE DU CRANE

Avant d'établir les relations qui peuvent exister entre les paralysies des nerfs de l'orbite et les fractures de la base du crâne, avant d'aborder notre sujet, il nous semble bon de définir les divers genres de fractures dont nous aurons à parler au cours de notre travail. Et cela avec d'autant plus de raison que les divers observateurs, dont nous avons lu communications et travaux, ne semblent point s'entendre sur la dénomination de ces différents types de fracture.

La classification que nous suivrons est celle de Chipault et Braquehaye, basée sur le mécanisme de ces fractures.

Avec ces auteurs, nous admettons l'existence de deux variétés de fractures de la base du crâne.

I. Les fractures directes.

II. Les fractures indirectes.

« I. Les Fractures directes comprennent :

« A. Les fractures *au point d'application de la force.*

« 1° *Fractures immédiates*, se faisant au point même de l'application ; cette variété, comptant à elle seule dix fois plus de cas, peut-être, que toutes les autres réunies, comprend les dépressions, enfoncements, perforations, et la grande majorité des fractures irradiées.

« 2° *Fractures médiates*, commençant à une légère distance du point d'application de la force.

« B. Les fractures *au point d'application d'une résistance extracranienne.*

« 1° Cette résistance étant due à un *corps étranger : fractures bipolaires.*

« 2° Cette résistance étant due à *une pièce extracranienne du squelette :* fracture de l'ethmoïde due à la branche montante du maxillaire supérieur ; fracture de la cavité glénoïde due au condyle du maxillaire supérieur ; fracture de l'occipito-sphénoïde due à la colonne vertébrale.

« Toutes les fractures directes ont pour caractère mécanique commun de se localiser ou de commencer sur la zone de dépression produite par la force ou par la résistance. »

II. Les Fractures indirectes sont donc celles qui se font en dehors de cette zone de dépression.

a) Consécutives à un traumatisme ordinaire, elles sont dues au resserrement, en éventail, des segments angulaires de la base sur lesquels elles se produisent.

b) Consécutives à un coup de feu, elles sont dues à ce même resserrement, s'il n'y a point pénétration du projectile dans la cavité cranienne, à ce resserrement et à l'excès de pression hydrostatique, s'il y a pénétration.

Diverses conditions entrent en jeu dans la production de ces fractures, conditions fort bien exposées dans le travail de Lor.

Deux facteurs doivent être considérés dans leur genèse ; ce sont : d'une part, la « *résistance du crâne* » et, d'autre part, « *les différents modes d'action de la violence* ».

I. Résistance du crane.

Plusieurs facteurs interviennent dans la manière d'être du crâne, vis-à-vis des violences qui s'exercent contre lui. Tout d'abord, l'on ne doit attacher qu'une importance relative à l'épaisseur plus ou moins grande des os, les parties les plus frêles étant renforcées par des masses musculaires ou bien logées profondément et soustraites à l'action directe des forces extérieures.

Ceci n'est point absolument exact dans tous les cas, ainsi que nous le verrons à propos de l'amaurose traumatique, où, certainement, l'extrême minceur des voûtes orbitaires et en particulier de la paroi supérieure du canal optique joue un rôle évident.

Ce rôle est aussi fort important dans le mécanisme des fractions indirectes, où *9 fois sur 10 cas* de fractures par traumatisme ordinaire, et *22 fois sur 23 cas*, de fractures par coup de feu, la lésion siégeait sur les voûtes orbitaires conjointement ou non avec d'autres lésions.

Des éléments d'une autre importance sont :

1° La *structure de la base* dont la résistance, due aux arcs-boutants de Félizet et Rathke, est, il est vrai, amoindrie par la présence de trous, de cavités et de canaux, situés au voisinage de ces piliers ou dans leur épaisseur même.

2° *L'élasticité de la voûte*, élasticité qui diminue singulièrement la violence des traumatismes, et ceci d'autant moins qu'on se rapproche davantage de la base. Ceci explique que des traumatismes, dont la violence serait minime si elle portait sur le sommet de l'ovoïde cranien, puissent produire des dégâts considérables, si elle s'exerce, au contraire, directement sur la base.

Fait qui nous amène à établir une troisième condition, corollaire pour ainsi dire de la précédente.

3° *La distance du point lésé au plan de la base.* Condition, dont nous retrouverons à chaque pas la grande importance.

4° *L'étendue du contact de la force avec la surface osseuse.* Il est, en effet, évident que plus sera étendue la surface traumatisée, plus grande sera la résistance opposée par l'élasticité de la voûte au traumatisme.

II. Modalités de la violence.

1° *L'intensité de la violence.*

2° *La direction de la force* (Messerer, Wahl, Purtscher). « Si la violence s'exerce dans le sens du grand diamètre de la tête, on a des fissures longitudinales amenant des fractures transversales du rocher ; une pression latérale causera, par exemple, une fracture parallèle du rocher dans le sens de sa longueur, avec irradiation au corps du sphénoïde. » (Lor.)

De même « une force agissant sur la tête diagonalement et d'arrière en avant, pourra donner une fracture parallèle du rocher, franchissant le corps du sphénoïde et atteignant même le trou optique du côté opposé ; une seconde fissure, parallèle à la première, peut aussi entamer l'autre trou optique. » (Lor.) Il est facile de concevoir qu'une force agissant de même diagonalement, d'avant en arrière, produira les mêmes lésions, mais en sens inverse ; tel est le cas de Genouville, que nous étudierons ultérieurement.

3° *L'unilatéralité ou la bilatéralité de la force traumatique.* Fractures au point d'application de la force et fractures bipolaires de Braquehaye et Chipault.

Seule, la considération de ces divers facteurs qui entrent en jeu dans la production d'une fracture du crâne, nous permettra de comprendre les conditions qui président à la production de la paralysie des nerfs de l'orbite.

CHAPITRE III

NERF OPTIQUE

§ I. — DE L'AMAUROSE TRAUMATIQUE

Connues depuis la plus haute antiquité, puisque Hippocrate lui-même fait allusion à la cécité consécutive aux blessures qui portent sur le sourcil et au-dessus, signalées dans la plupart des statistiques de guerre, les relations des traumatismes du pourtour de l'orbite avec les troubles de la vision, ne sont bien étudiées que depuis quelques années.

1° Amaurose primitive. — Jusqu'à l'admirable invention d'Helmoltz, l'ophtalmoscope, les anciens chirurgiens, ne sachant à quoi attribuer la perte de la vision, sans nulle lésion apparente des milieux de l'œil, suite d'un choc sur les régions périorbitaires, cherchaient vainement à l'expliquer.

A. Théorie de l'amaurose réflexe. — L'hypothèse généralement admise était celle que Beer (de Vienne), Ribes, Sabatier et surtout Blandin préconisèrent au début de ce siècle, et que Pourfour du Petit avait défendue à la fin du siècle dernier, celle des « prétendues amauroses réflexes », suivant l'expression de M. le médecin principal Yvert.

Cette théorie explique l'amaurose en disant que les terminaisons du trijumeau ayant été lésées par un corps vulnérant, il se produit une action réflexe sur le nerf optique, lequel est, dès lors, incapable de recevoir une impression lumineuse.

A cette hypothèse, émise par Pourfour du Petit, Vicq d'Azyr répondit par l'expérimentation. Devant la Société royale de médecine, en 1786, il apporta les conclusions suivantes : « En vain, ce nerf a été frappé, piqué, déchiré, contus ou coupé, jamais l'œil du même côté, n'en a souffert d'une manière constante. » Les seuls résultats obtenus ont été ceux qu'obtiennent les physiologistes, en agissant sur le trijumeau — phénomènes douloureux, larmoiement, etc.

B. La lésion siège sur le nerf optique. — Néanmoins, reprise par Blandin, cette théorie était passée à l'état de dogme. Quelques chirurgiens, cependant, se refusaient à l'admettre, et Malgaigne, esprit original, paradoxal même, mais fidèle à sa devise : « Vérité dans la science, moralité dans l'art », osait en face d'elle émettre une autre explication. Richet l'expose et la critique dans une de ses cliniques : « La seconde hypothèse, dit-il, est due à Malgaigne, qui suppose que le nerf optique peut être contusionné dans l'ébranlement communiqué à la cavité orbitaire tout entière, surtout au niveau du trou optique. Mais nous répondrons qu'une telle commotion ne peut se comprendre. En effet, si elle existe dans le cerveau, dont la pulpe est molle, comment la concevoir sur le nerf optique, dont la structure est ferme et dont les tubes nerveux, solidement maintenus, ne peuvent se laisser ébranler comme le cerveau ? »

Dès cette époque, Malgaigne plaçait dans le nerf optique la lésion, cause de la perte de la vision; dès cette époque il attirait l'attention sur les rapports du nerf et du canal optique, mais il fallait attendre que l'ophtalmoscope, l'examen approfondi du fond de l'œil vinssent nous donner la solution de ce problème. La critique que nous venons de lire, Richet la formulait en 1877, et trois ans après, la vieille théorie de Pourfour du Petit et de Blandin n'avait plus de raison d'être.

Déjà Galezowski en 1872, Hecquin en 1874, Vieusse en 1875, nous avaient fait connaître une trentaine de cas d'atrophie du nerf optique, attribuables à un traumatisme. En 1880, dans un *Traité des blessures du globe de l'œil*, Yvert nous en signalait une dizaine de cas et, en même temps que M. le médecin inspecteur Chauvel, en France, et que Berlin et Leber et Deutschmann, en Allemagne, il en établissait le mécanisme.

L'ophtalmoscope nous avait confirmé l'hypothèse de Malgaigne, du moins en partie; il y a atrophie de la papille; c'est le nerf lui-même qui est atteint.

Déjà un fait d'observation courante, que le vulgaire a traduit par un mot fort expressif : « voir trente-six chandelles », pouvait attirer notre attention. Ne savons-nous pas que chaque nerf réagit à sa façon contre une violence extérieure, a sa manière à lui de transformer le mouvement. L'irritation d'un nerf sensitif produit de la douleur, celle d'un nerf moteur des spasmes, des contractions, et celle d'un nerf sensoriel des phénomènes spéciaux à chaque sens. Des bruits divers, des sifflements, des grondements trahissent la lésion du nerf acoustique, des phénomènes lumineux, celle du nerf optique.

Quelques semaines après le traumatisme, après la perte de la vision, le clinicien dont l'attention se sera portée sur le nerf optique aura la confirmation de cette hypothèse. S'il examine le fond de l'œil à cette époque, mais à partir de cette époque seulement, car auparavant la lésion n'apparaît pas à ses regards, il se trouve en présence d'une atrophie blanche de la papille.

C. Localisation de la lésion. — Le point où siège la lésion, cause de l'atrophie, ce même examen va nous permettre de le préciser. La perte absolue de la vue d'un côté, et d'un côté seulement, nous a permis de rejeter le diagnostic de lésion portant sur le chiasma ou en arrière du chiasma, auquel cas existerait de l'hémianopsie. C'est donc sur le nerf optique lui-même que doivent porter nos recherches. L'examen ophtalmoscopique va encore nous servir à préciser ce point.

Il nous montre, en effet, une papille complètement privée de ses capillaires; elle est blanche, nacrée, à contours parfaitement nets, son volume n'a pas augmenté, les veines et les artères rétiniennes ont leur aspect normal, de même que leur volume.

Or, ne savons-nous pas que, si la lésion survient au sommet de l'orbite, en arrière du point où l'artère centrale de la rétine pénètre dans le nerf, l'atrophie survient sans troubles notables dans la vascularisation ?

Entre le chiasma et le point de pénétration de l'artère centrale, le nerf traverse le canal optique, particulièrement adhérent à la paroi supérieure du canal.

D. Pathogénie de la lésion. — *Fracture du canal optique.* — De ce rapport avec le squelette de la base du crâne, nous sommes naturellement amenés à rapprocher la lésion du nerf et la lésion si fréquente du squelette.

Cette association d'idées n'est-elle pas toute naturelle en présence des chiffres recueillis par von Hölder, à l'instigation de Berlin? Sur 126 fractures du crâne, 88 de la base; sur ces 88 fractures de la base, 80 de l'orbite, et sur ces 80 fractures de la voûte orbitaire, 54 du trou optique.

Sur 100 fractures de la base, 90 atteignent la voûte de l'orbite, et 60 pour 100 de ces dernières se compliquent de fractures du canal optique. Et comme l'a montré Félizet, ces fractures de la voûte orbitaire sont le plus souvent consécutives à un traumatisme, soit de la région frontale, soit des parties latérales du crâne, traumatisme qui, nous le savons, est la cause la plus fréquente de l'amaurose.

Des faits nécropsiques ne sont-ils pas venus nous donner la preuve la plus concluante? Entre autres, D. Larrey sur un soldat blessé à Essling; Chassaignac; Brodie, après avoir constaté la cécité de leurs sujets, ont trouvé à l'autopsie les deux nerfs optiques comprimés par des fragments osseux consécutivement à une fracture par traumatisme latéral.

Il est des faits cliniques aussi probants que des autopsies; tel est celui que nous rapporte Lor (obs. V).

Une plaie de la région frontale gauche, produite par une chute, a mis a nu le frontal et permet de constater l'existence d'un trait de fracture, contournant le bord orbitaire supérieur et s'enfonçant obliquement en arrière et en dedans vers le fond de l'orbite. La vision de l'œil gauche est abolie, et ultérieurement on constate une atrophie blanche de la papille.

Epanchement dans les gaines. — Est-ce à dire que dans tous les cas le nerf optique a été déchiré, contusionné, broyé par une esquille, un fragment osseux?

Ce mécanisme explique fort bien l'amaurose immédiate définitive, mais il est des cas où, petit à petit, la vue se rétablit, et où il est bien difficile de l'admettre. L'existence d'un épanchement sanguin se résorbant progressivement nous en donne une explication plus plausible.

Dans bon nombre de cas, l'existense de cette hémorragie dans les gaines a été constatée. Gowers en a observé un suivi d'autopsie, Prescott-Hervett signale l'existence, au musée de l'hôpital Saint-Georges, de deux nerfs optiques recueillis sur le même sujet, et dont le névrilemme était distendu par du sang, et dit avoir observé le même fait dans plusieurs cas de traumatismes de la tête, en particulier de la région périorbitaire. De même M. le professeur agrégé Braquehaye, rapporte dans sa thèse (obs. III) un cas de fracture de la base, où, en même temps qu'un trait de fracture se dirigeant d'arrière en avant sur le bord externe du canal optique droit, existait un épanchement sanguin notable dans les gaines du nerf.

Cet épanchement siège, dans la grande majorité des

cas, dans l'espace sous-arachnoïdien, ainsi que l'établit Mardellis. Néanmoins il est des faits, tels que celui de M. le professeur agrégé Rollet, rapporté par Mardellis, où les deux espaces sont envahis, et dans ce cas particulier, l'examen microscopique de M. le professeur agrégé Paviot permit d'établir que la plus grande partie de l'épanchement siégeait dans la gaine subdurale.

En dehors des faits où progressivement s'est rétablie la vision, il paraît fort naturel, vu l'extrême fragilité des éléments nerveux, d'attribuer à des épanchements même peu abondants, un grand nombre de cas où l'atrophie s'est produite et où, par conséquent, la perte de la vision a persisté; c'est, du reste, l'opinion que formulent Verdelet et Aubaret.

D'où provient le sang ainsi épanché dans les gaines? Trois sources peuvent être attribuées à cette hémorragie :

1° Une communication est produite entre la gaine et la cavité crânienne, siège d'un épanchement; le sang filtrerait dans ce cas par cet orifice;

2° Ou bien il provient de la rupture des vaisseaux propres de la gaine;

3° Ou encore de la rupture des vaisseaux centraux à leur passage dans les gaines.

De ces trois hypothèses, la dernière nous paraît devoir être écartée dans l'immense majorité des cas. Nous avons en effet, noté déjà que l'examen ophtalmoscopique constate, avec l'atrophie blanche, l'intégrité des vaisseaux. Or, si ces vaisseaux avaient été lésés en un point quelconque de leur parcours, les choses ne se passeraient sans doute point ainsi. D'autre part, nous avons déjà fait remarquer aussi, que les signes ophtalmoscopiques n'apparaissent que fort tardivement. Serait-il possible, dans ce cas, d'admettre que l'on ne constate absolument rien dès les premiers moments qui suivent l'accident? Ne devrait-il pas se produire des phénomènes semblables à ceux que nous constatons en présence d'une embolie de l'artère centrale?

Nous devons donc admettre l'une des deux autres hypothèses. Or, dans l'un et l'autre cas, nous sommes amenés à conclure à l'existence d'une fracture.

Si nous avons affaire, en effet, à un épanchement intracranien, comment le sang pourra-t-il franchir le passage si étroit qu'est le canal optique? Si Galezowski a pu écrire les lignes suivantes : « Je rappellerai à ce sujet que le nerf optique n'arrive dans la cavité orbitaire que par une ouverture relativement étroite, le trou optique; il en résulte que la moindre déformation de cet étroit canal, la plus petite esquille ou la formation d'un cal après fracture, comprimera le nerf optique et amènera soit l'atrophie lente, soit une névrite descendante à marche aiguë », nous sommes de même autorisés à dire que, comblé par le nerf optique et aussi par l'artère ophtalmique, le canal optique ne peut, à l'état normal, livrer passage à un épanchement sanguin, si minime soit-il. Nous retrouvons ici les objections qui ont été faites à la théorie de Schmidt et Manz pour expliquer la staungs-papille. L'écoulement de cet extravasat ne pourra donc se faire que si les parois du canal sont fracturées.

Ceci semblerait donc nous obliger à conclure en faveur d'une déchirure des vaisseaux des gaines. Mais nous devons nous rappeler l'extrême résistance de la dure-mère et de ses prolongements, résistance ici accrue par la présence des travées conjonctives qui unissent entre elles les gaines. Et, certes, il est plus facile de concevoir la rupture des filets nerveux qui constituent le nerf optique, ou encore la fracture de la si frêle paroi du canal, que la déchirure des gaines. Si celle-ci se produit, c'est que déjà sans doute le squelette a cédé.

Nous devons donc admettre l'existence d'un épanchement sanguin en tant que cause très fréquente d'amaurose traumatique. Il nous explique bien les cas où la vue s'est améliorée ou même a recouvré toute son acuité, aussi bien qu'une esquille ayant déchiré le nerf ou une compression entre deux fragments ; il nous explique la cécité persistante, d'autant mieux que les fractures du canal optique sont le plus souvent fissuraires et rarement esquilleuses.

A côté de ces faits, nous devons signaler l'opinion formulée récemment par Péchin au Congrès international de Paris (1900). Pour cet auteur, l'amaurose serait due, dans certains cas, à ce que le corps étranger, s'engageant dans l'orbite, produirait l'élongation du nerf, sa luxation ; il en serait de même pour les paralysies motrices.

Signalons, à ce propos, le fait rapporté par M. le professeur agrégé Durand où, à la suite d'un coup de feu, l'amaurose serait survenue sans lésion des nerfs optiques, à l'autopsie.

2° **Amaurose tardive.** — Jusqu'à présent, nous

n'avons examiné que les cas où la perte de la vision est apparue immédiatement ou presque immédiatement après l'accident. Mais cette atrophie, cette perte de la vision peut survenir plusieurs jours, même plusieurs semaines après le traumatisme. Le fait suivant est on ne peut plus caractéristique :

OBSERVATION I

Atrophie du nerf optique consécutive à un traumatisme cranien. — (Vieusse, *Recueil d'ophtalmologie*, 1875. — Yvert, *Traité des corps étrangers de l'œil*, p. 564.)

F..., deuxième conducteur au 34e régiment d'artillerie, est trouvé, le 2 mai 1875, à 5 heures du matin, derrière le quartier d'artillerie, gisant sur le sol et sans connaissance. Au niveau de l'arcade orbitaire droite, plaie contuse de 2 centimètres environ. Ecchymose conjonctivo-palpébrale très considérable.

8 mai. — Ayant repris connaissance, il déclare voir aussi bien de l'œil droit que de l'œil gauche. L'ecchymose persiste toujours. Le 15 mai, il se plaint de ne pas voir aussi bien de l'œil droit que du gauche. A l'examen ophtalmoscopique, on constate la pâleur du centre de la papille ; le malade confond le rouge et le vert qu'il prend pour du gris.

25 mai. — La vue est complètement abolie du côté droit. L'examen ophtalmoscopique montre une atrophie blanche de la papille fort nette, les vaisseaux ayant leur aspect normal.

10 juin. — L'atrophie de la papille droite est complète, la vision est complètement abolie. Le malade est réformé.

Ainsi que le fait remarquer Yvert, « ces faits méritent d'autant plus l'attention des praticiens qu'ils sont la source pour les malheureux patients des plus cruels déboires, et qu'ils pourraient entraîner pour le chirurgien non prévenu les plus grands désagréments ».

Ces amauroses tardives sont la meilleure preuve qu'il n'est point besoin d'invoquer la présence de fractures esquilleuses dans la grande majorité des cas. Il nous faut ici faire appel à d'autres hypothèses, et, certes, la première qui viendra à l'esprit sera la formation d'un cal volumineux. Mais il faut remarquer que les cals des fractures du crâne sont, dans l'immense majorité des cas, peu volumineux, et si cette explication peut être vraie, du moins devons-nous faire place à une autre à côté d'elle. Il faut aussi considérer les phénomènes de périostite, qui se produisent si souvent dans les décollements du périoste, et nous sommes ramenés ici à l'hypothèse que formule M. le médecin-major Rioblanc, celle d'un épanchement sous-périosté; il est facile de le concevoir, les fins éléments qui constituent le nerf sont comprimés et peu à peu détruits.

Ainsi donc, à la suite d'un choc cranien, particulièrement au voisinage de l'orbite, un individu perd la vue. Il la perd ou brusquement, et alors n'a plus la moindre impression lumineuse, ou tardivement et alors sa vue baisse : il ne peut plus lire, progressivement ne distingue plus de couleurs, en commençant par le vert et le rouge qui se confondent; souvent il a de fausses impressions lumineuses, éclairs, etc.

En présence de ces symptômes, le médecin doit penser à une atrophie de la papille; cette atrophie, il la vérifiera dans quelques jours, en général quatre ou six semaines après l'accident, atrophie blanche n'atteignant que tardivement les vaisseaux.

3° Neuro-rétinite traumatique. — Nous n'avons jusqu'ici parlé que d'une catégorie des amauroses traumatiques, de l'atrophie de la papille ; mais la cécité peut survenir par d'autres mécanismes. La neuro-rétinite peut amener la perte de la vision consécutivement à un traumatisme ; mais, ainsi que le fait remarquer Yvert, c'est un processus excessivement rare. Dans le chapitre qu'il consacre à cette question, cet auteur nous signale que Galezowski, sur 25 cas de névrite optique, en a rencontré 2 seulement consécutifs à un traumatisme, que Hulke n'en a observé que 2 cas sur 39. Dans les beaux travaux du médecin-inspecteur Perrin, nous trouvons le passage suivant : « Trois fois nous avons vu la neuro-rétinite se développer à la suite de chocs sur le rebord de l'orbite ou sur la tempe, qui avaient, suivant toute raison, déterminé, soit une fracture du trou orbitaire, soit un épanchement de sang dans le voisinage. »

4° Conclusions. — Avec Damond, « nous entendons par amaurose traumatique, une cécité succédant à une violence exercée sur le bloc cranien, et plus spécialement, sur le pourtour orbitaire, avec relation nette de cause à effet entre la violence initiale et le trouble fonctionnel consécutif, mais sans qu'il soit possible au premier abord d'en définir le processus intermédiaire, en l'absence de lésions apparentes grossières de l'appareil de la vision, et en raison de son indépendance anatomique et physiologique avec les organes directement atteints ».

En présence de tels symptômes : amaurose sans lésion apparente des milieux et membranes de l'œil, nous devons immédiatement songer à une lésion du nerf optique, laquelle sera suivie ultérieurement d'atrophie.

Nous pouvons affirmer une telle lésion, lorsqu'un examen complet du globe oculaire, de ses membranes, de ses milieux, nous aura permis d'éliminer une lésion située à ce niveau, une amaurose de réception.

De même en l'absence de phénomènes d'hémianopsie, nous sommes autorisé à écarter l'idée d'une lésion portant sur le chiasma, les bandelettes optiques ou les hémisphères cérébraux.

Cette amaurose, amaurose de conduction, est, nous l'avons démontré plus haut, due à une lésion du nerf optique entre le chiasma et le point de pénétration de l'artère centrale, c'est-à-dire au voisinage du canal optique, et peut être attribuée à une fracture de ce canal, à la suite de laquelle l'action vulnérante, soit d'une esquille, soit d'un épanchement sanguin, amène de la neuro-rétinite, ou bien plus souvent l'atrophie du nerf optique.

5° **Mécanisme de la fracture du canal optique, cause de l'amaurose traumatique.** — Nous venons de voir que l'amaurose consécutive à un traumatisme cranien est due, dans l'immense majorité des cas, à une fracture du canal optique ; mais par quel mécanisme cette fracture est-elle produite ?

L'amaurose unilatérale ou bilatérale, ainsi que le démontrent divers cas rapportés (Galezowski, Chauvel, Leber et Deutschmann, Yvert, Damond et Mardellis, et quelques autres observations que nous avons rassemblées), peut survenir à la suite de traumatismes de toutes les régions du crâne.

Néanmoins, il est une région dont les lésions sont plus spécialement cause de cécité, c'est la région frontale. C'est sur elle que les travaux de Leber et Deutschmann, de Chauvel ont attiré l'attention.

Cependant il est aussi d'autres points du crâne ou de la face dont la lésion peut produire de tels désordres ; telles sont la partie postérieure du crâne, la région sous-orbitaire et malaire, la région temporale, en particulier la queue du sourcil.

A. Traumatismes de la région frontale. — Nous allons d'abord, avec Félizet, nous efforcer d'expliquer le mécanisme de la fracture du canal optique dans le cas de traumatisme de la région frontale.

Pour bien comprendre les expériences et les raisonnements de cet auteur, il faut se souvenir des conditions de résistance de cette partie du crâne, connues à l'heure actuelle de tout médecin. Nous rappellerons donc seulement, en quelques mots, que de part et d'autre de l'orbite viennent aboutir deux des poutres de Rathke, la poutre antérieure et la poutre antéro-latérale. La première, la pièce naso-frontale, repose sur le squelette nasal et s'unit à la seconde, la pièce orbito-sphénoïdale, par l'arc-boutant que forme l'arcade sourcilière.

Cet arc-boutant affecte horizontalement une forme courbe fort nette, et si nous nous rappelons la règle de Saucerotte, « que ces lignes sont exposées aux solutions de deux manières, ou en devenant plus courbes qu'elles ne sont ou en se recourbant en sens contraire », il nous est facile de concevoir comment se produira la fracture.

A la suite d'un choc, cette région tendra à redresser sa courbure horizontale, ou, suivant l'expression de Saucerotte, à la courber en sens contraire et, par suite, à écarter les deux piliers naso-frontal et orbito-sphénoïdal. Lorsque la limite d'élasticité des os aura été dépassée, au point le plus faible, le plus souvent au niveau du canal optique, lésant le nerf de même nom, se fera une fracture.

En même temps que cette fracture s'en produit une deuxième, qui vient confirmer l'hypothèse de Félizet. C'est une fêlure du maxillaire supérieur, qui « isole la portion du sinus située en dehors de la gouttière du nerf maxillaire supérieur ».

« C'est ce que nous avons observé avec *toutes* les fractures du front que nous avons faites à l'amphithéâtre, dit Félizet (et elles sont au nombre de huit) et sur la seule de nos fractures du front à l'autopsie de laquelle les circonstances nous aient permis d'enlever la face. L'apophyse orbitaire externe, en se portant en dehors, rencontre l'angle supérieur de l'os malaire dont la surface d'engrainement, oblique en bas et en dedans, est bien disposée pour résister à ce mouvement. L'os malaire bascule en totalité, son apophyse frontale est portée en dehors, et le maxillaire supérieur est fêlé dans son point le plus faible. Ce point le plus faible est précisément au-dessus des alvéoles molaires et de l'angle externe qui s'articule avec l'os de la pommette.

« La fracture du maxillaire supérieur dépend si bien du mouvement de bascule imprimé à l'os malaire par l'écartement de l'apophyse orbitaire externe, que cette fracture n'a pas lieu lorsqu'on divise transversalement l'os malaire par un trait de scie qui gagne la fente sphéno-maxillaire. On peut rendre plus saisissante cette démonstration au moyen de deux procédés bien simples :

« 1° On scie obliquement de dehors en dedans et de haut en bas l'apophyse orbitaire externe et l'os malaire jusqu'au niveau de la fente sphéno-maxillaire. Malgré cette division, la fracture du front s'accompagne d'une fracture du maxillaire supérieur.

« 2° On scie obliquement, mais en sens inverse, c'est-à-dire de bas en haut, l'os malaire à la partie moyenne du bord externe de l'orbite jusqu'à la partie moyenne et inférieure de la grande aile du sphénoïde. La fracture la plus étendue du front ne s'accompagne pas de fracture du maxillaire.

« Dans le premier cas, la dépression de la courbe horizontale du front a pour conséquence de porter l'apophyse orbitaire externe contre le sommet de l'os malaire et de rendre le mouvement de bascule aussi facile que dans les conditions normales.

« Dans le second cas, un effet inverse se produit : l'apophyse orbitaire externe s'éloigne précisément de l'os malaire, ce dernier demeure immobile. »

La fracture du maxillaire est donc la conséquence du mouvement imprimé à l'os malaire par l'apophyse orbitaire externe portée en dehors.

« Quand le choc se produit sur la ligne médiane et que la résistance de la bosse frontale est vaincue par la violence directe, les choses ne se passent plus entre cette dernière pièce et l'apophyse orbitaire externe;

c'est la courbe transversale comprenant la totalité du front qui est déprimée : les deux apophyses orbitaires externes sont portées simultanément en dehors » ; il se produit en même temps une fracture du massif facial, soit unilatérale, soit bilatérale.

Il est facile de concevoir que la cécité peut survenir consécutivement à un tel traumatisme. Tel est le cas du duc de la Rochefoucauld, dont parle Voltaire dans son *Siècle de Louis XIV*, et qui, au combat de la Porte Saint-Antoine, perdit la vue à la suite d'un coup de feu non pénétrant de la région frontale.

B. Traumatismes de la région temporale et de la queue du sourcil. — Quant à la fracture de la voûte orbitaire par traumatisme de la région temporale, de la queue du sourcil, par ce fait que la pression s'exerce directement, au niveau de la base du crâne, sur le mur boutant orbito-sphénoïdal, celui-ci, en raison du manque d'élasticité du squelette de la base, se fracture en son point le plus faible, le canal optique le plus souvent. Cela d'autant mieux qu'il se produit un rapprochement des deux piliers naso-frontal et orbito-sphénoïdal, exagérant la courbure du frontal et entraînant ainsi, suivant la loi de Saucerotte, une fracture de l'étage antérieur.

C. Traumatismes des régions sous-orbitaire et malaire. — Ainsi que nous l'a démontré la première partie de cette étude, l'amaurose consécutive à un traumatisme des régions périorbitaires doit être attribuée, dans l'immense majorité des cas, à une fracture du canal optique. Nous venons de voir qu'il est facile de l'expliquer dans le cas de traumatismes du front ou de la queue du sourcil ; une fracture de la voûte orbitaire entraîne celle de la paroi supérieure du canal optique. En est-il de même pour les traumatismes des régions sous-orbitaire et malaire? Peut-on attribuer l'amaurose à une fracture du plancher de l'orbite se propageant au canal optique?

Non, car le canal optique qui s'ouvre dans l'angle supéro-interne de l'orbite n'est nullement en rapport avec le plancher, dont il est séparé en outre, par la fente sphénoïdale, un de ces trous où se perdent les fractures, ainsi que l'a prouvé Trélat. Mais la remarque de Félizet, sur laquelle nous avons insisté à propos des traumatismes du front, nous paraît devoir expliquer le mécanisme intime de cette amaurose.

Depuis ses recherches, nous devons considérer le squelette de la base de l'orbite comme formé par deux massifs osseux, le pilier naso-frontal et le pilier orbito-sphénoïdal, ce dernier renforcé par l'arcade zygomatique, qui s'appuie d'autre part sur le massif pétreux. Le point d'union de ces piliers, correspondant à l'émergence des nerfs sus- et sous-orbitaires, est aussi le point faible, au niveau duquel se produisent les fractures et fissures dont nous avons déjà parlé.

Ceci dit, nous allons essayer d'expliquer l'amaurose consécutive à un traumatisme de la région malaire. Le corps vulnérant agissant avec force tend à redresser la courbure que présente cette région, à porter le massif orbito-sphénoïdal en dehors, tandis que le pilier naso-frontal reste immobile. Ainsi se fracturent plancher et voûte de l'orbite, suivant le même mécanisme que celui étudié par Félizet à propos de la fracture du maxillaire supérieur, connexe avec celle du frontal.

La fracture de la voûte entraîne celle du canal optique et la lésion du nerf.

L'expérimentation est venue à l'appui de notre hypothèse. Et si nous-même nous n'avons pas pu lui apporter cette preuve par des expériences personnelles, que du reste nous nous proposons de faire ultérieurement, du moins pouvons-nous extraire du *Traité des fractures* de Hamilton les lignes suivantes : « Je ne juge pas nécessaire de rapporter en détail le résultat de mes expériences ; je me contenterai de dire que, dans la dernière, au second coup je trouvai une fracture de la base du crâne intéressant les apophyses d'Ingrassias ; l'ébranlement du coup avait probablement été transmis par la lame orbitaire du maxillaire supérieur et de l'os planum de l'ethmoïde.

« La fracture de la base du crâne au second coup montrait qu'il est possible de produire une lésion du cerveau ou de ses vaisseaux par un coup sur l'os malaire. »

Tillaux formule, dans son *Traité d'anatomie topographique*, une conclusion très analogue quoique en termes moins précis :

« La saillie de l'os malaire l'expose aux fractures par cause directe ; ces fractures acquièrent une certaine gravité à cause de l'ébranlement cérébral concomitant, l'os malaire joue, en effet, un rôle important dans le mode de résistance de la voûte cranienne, dont il est un des arcs-boutants principaux. »

C'est peut-être là l'explication d'une observation que rapportait M. le médecin-inspecteur Chauvel en 1887 devant la Société de chirurgie.

OBSERVATION II

Perte immédiate de la vue à la suite d'un traumatisme malaire.
(Chauvel, *Bull. de la Soc. de chirurgie*, 1881, p. 542.)

Un sous-lieutenant de cavalerie reçut un coup de fleuret à la face, au niveau de la région malaire, produisant une simple plaie en séton des parties molles, un peu au-dessous de l'angle externe de l'œil. La perte de la vision fut immédiate, mais sans autre signe de traumatisme qu'un gonflement des paupières ayant persisté pendant huit jours.

Cinq semaines après, on constatait encore de l'infiltration sanguine de la conjonctive et une atrophie blanche de la papille, les vaisseaux ayant d'ailleurs conservé leur calibre normal, sans aucun signe d'un épanchement de sang dans les gaines du nerf optique. Deux mois après l'accident, l'atrophie est complète, les vaisseaux semblent un peu diminués de calibre.

Un choc, en somme fort violent, tel qu'un coup de fleuret, portant sur une région aussi peu élastique que la base du crâne, se transmet en totalité aux points faibles de cette base, points où se produira la fracture. Nous sommes ici dans les mêmes conditions que dans le cas d'un traumatisme en apparence minime de la région mastoïdienne, entraînant une fracture du sommet du rocher et une paralysie du moteur oculaire externe, conditions fort nettement étudiées par Lor. Et ceci d'autant mieux que le pilier orbito-sphénoïdal et les trous de la base, fente sphénoïdale et trou optique, orifices dont nous connaissons le rôle depuis les travaux de Trélat, limitent l'action de la force à l'étage antérieur.

En résumé, le canal optique, dont la fracture nous explique l'amaurose traumatique, n'ayant aucun rapport avec la paroi inférieure de l'orbite, mais seulement avec la paroi supérieure, nous ne pouvons nous expliquer cette fracture et cette amaurose dans le cas de traumatisme des régions sous-orbitaire et malaire que par une fracture de la voûte orbitaire. Or, nous savons que la fracture de cette voûte, dans le cas de traumatisme frontal, amène une fracture ou au moins une fissure du maxillaire supérieur, par redressement de la courbe horizontale du frontal et écartement des piliers fronto-nasal et orbito-sphénoïdal.

Pourquoi le phénomène inverse ne se produirait-il pas, et une fracture de la région sous-orbitaire n'entraînerait-elle pas une fracture du frontal par le même mécanisme d'écartement des piliers ? Cette hypothèse est d'accord avec les expériences de Hamilton et nous croyons pouvoir l'admettre comme fondée.

Est-ce à dire qu'elle soit la seule et qu'elle puisse s'appliquer à tous les cas ? Est-ce un tel mécanisme que nous devons invoquer dans l'observation ci-dessous? Ce serait fort hasardeux avant d'en avoir analysé les divers symptômes, et les diverses conditions qui présidèrent à l'établissement de l'amaurose.

OBSERVATION III (inédite).

Coup de feu de la région malaire, sans pénétration du projectile dans le crâne. Amaurose traumatique. (Due à l'obligeance de M. le professeur agrégé Gangolphe et de M. le Dr Jacqueau, ex-chef de clinique ophtalmologique à la Faculté.)

M. X..., docteur en médecine, nettoyant un revolver, fait partir l'arme et reçoit un projectile du calibre de 7 millimètres dans la région malaire gauche. L'orifice d'entrée est situé à la partie antérieure de la joue, vers l'angle inférieur du malaire. Hémorragie extérieure assez abondante, épanchement profond dans la fosse temporale au-dessus de l'arcade zygomatique, ecchymose palpébrale amenant l'occlusion de l'œil. Pas de signes cérébraux. Gêne marquée dans les mouvements de la mâchoire.

M. le professeur agrégé Gangolphe, aussitôt appelé, applique immédiatement un pansement aseptique. Le lendemain matin, interrogé au sujet de l'état de sa vision, le Dr X affirme distinguer fort bien la lumière avec l'œil situé du côté traumatisé. Pas d'élévation de température, pas plus, du reste, les jours suivants. Le surlendemain, la vision était abolie du côté droit.

A l'examen du malade, M. le Dr Jacqueau constate les faits suivants : Abolition complète de toute sensation lumineuse, pupille très dilatée et absolument immobile à la lumière : on ne peut pas provoquer le réflexe consensuel.

A l'ophtalmoscope, image droite, on constate de la pâleur de la papille et de l'ischémie vasculaire ; les veines et les artères se distinguent mal. On ne peut rien découvrir qui puisse faire soupçonner une stase primitive, ni hémorragie, ni trace d'un œdème aigu en régression.

Application d'une forte ventouse scarifiée à la tempe. Immobilité et occlusion complète des yeux pendant quarante-huit heures.

A la levée du pansement, le malade affirme à nouveau avoir une vague sensation lumineuse. La pupille est toujours dilatée et immobile.

L'ophtalmoscope dénote très nettement un commencement d'atrophie du nerf optique dont le disque apparait déjà très blanc.

Le lendemain et les jours suivants, la sensation de lumière ne reparut pas. Il fut alors facile de suivre progressivement la marche de l'atrophie du nerf optique, qui s'accentua avec une rapidité telle, qu'après quinze jours à trois semaines environ la papille avait un aspect blanc nacré avec des vaisseaux d'un aspect filiforme.

A aucun moment on ne constate des troubles moteurs de l'œil.

Le Dr X... demande à être débarrassé de son projectile à cause de la gêne apportée à la mastication. En raison du trajet probable, M. le professeur agrégé Gangolphe pense que la balle est située au niveau du condyle du maxillaire inférieur. La radiographie montre qu'elle est au niveau de l'espace maxillo-pharyngien. M. le professeur agrégé Gangolphe refuse d'enlever le projectile et, peu après, le malade sort guéri. Un an après, l'amaurose persiste.

Dans le cas présent, l'action du traumatisme portant sur la région sous-orbitaire se complique de ce fait qu'il s'agit d'un coup de feu. Le projectile a, ainsi que l'a montré la radiographie, cheminé le long de la base du crâne pour aller se loger dans l'espace maxillo-pharyngien, sans pénétrer dans la cavité orbitaire. A-t-il, dans ce trajet, atteint, au voisinage de la fente sphénoïdale, la grande aile du sphénoïde, causant une fracture de l'étage moyen irradiée à l'étage antérieur et au canal optique ? Ou s'agit-il d'une fracture du canal optique par le mécanisme que nous avons indiqué plus haut? Cette question nous paraît difficile à résoudre, impossible même.

Presque aussi difficile nous paraît celle qui est relative au mécanisme intime de l'amaurose. Comme toujours en pareil cas, trois hypothèses se présentent à nous :

1° Section presque totale du nerf par une esquille avec persistance de quelques fibres visuelles, qui, dans la suite, se sont rapidement atrophiées ;

2° Compression par une esquille ;

3° Compression par un hématome.

Admettre l'une de ces deux dernières hypothèses nous semble difficile : une compression par une esquille sans que cette esquille ait sectionné les fibres visuelles semble peu admissible, et la marche si rapide de l'atrophie ne paraît pas en rapport avec l'action d'un hématome dont, à aucun moment, on n'a pu constater le moindre signe.

Ainsi donc, nous sommes ramené à la première hypothèse, qui nous expliquerait seule l'évolution très rapide de l'atrophie sans stase ni œdème préalable, et aussi la perception visuelle que le malade a accusée au début. Mais elle ne nous explique point le retour de la perception visuelle après l'application de la ventouse à la région temporale et la dérivation sanguine ainsi produite. Nous sommes amené à admettre cette idée, assez subtile, d'un hématome comprimant les rares fibres nerveuses subsistantes, lequel hématome, consécutivement à l'action de la dérivation sanguine, aurait cessé momentanément de comprimer ces fibres. Il est un autre fait que nous devons aussi soigneusement relever, c'est l'aspect filiforme des vaisseaux, alors que la plupart du temps on les voit conserver leur calibre ; en raison de ce fait notre attention est attirée vers l'idée d'une compression de l'artère ophtalmique, à la suite de laquelle l'atrophie aurait pris cette marche exceptionnellement rapide.

Les diverses questions que nous venons de nous poser nous paraissent insolubles, et nous ne nous permettrions pas de conclure en faveur de l'une d'elles.

De cette observation nous rapprocherons la suivante rapportée par M. le médecin-major Rioblanc.

OBSERVATION IV

Plaie contuse superficielle du cul-de-sac palpébral inférieur par coup de fleuret boutonné. Amaurose totale et ophtalmoplégie mixte incomplète, retour partiel de la vision ; atrophie papillaire consécutive (Rioblanc. *Province médicale*, 13 juin 1896, p. 281).

18 mars 1896. — Un jeune homme de vingt ans reçut au niveau de la moitié interne du cul-de-sac palpébral inférieur droit, un coup de fleuret boutonné, dirigé d'avant en arrière et de dehors en dedans, qui occasionna une légère plaie cutanée, sans que l'arme ait pénétré dans l'orbite. Léger étourdissement, à la suite duquel le malade constate qu'il n'y voit plus de l'œil droit, puis perçoit quelques phosphènes de couleur grise.

20 mars. — Il présente une pupille dilatée et paresseuse. Paralysie du moteur oculaire externe, mouvements d'adduction et d'abaissement du globe oculaire diminués. Pas de ptosis. Vision complètement abolie. Pas de signes d'hystérie.

1er avril. — L'œil droit commence à distinguer la lumière ; l'amélioration continue, et le 12 le malade distingue les gros objets. L'abduction seule continue à être un peu limitée.

27 avril. — Il existe de la diplopie homonyme : V = 1/4.

15 mai. — La papille est blanche, les papillaires ont complètement disparu.

Les vaisseaux ont leur volume normal. Pas de traces de pigmentation à la périphérie. Légère diplopie. Champ visuel très rétréci, surtout le champ de la vision colorée.

Traitement : courants continus allant de l'apophyse mastoïde à la région sous-orbitaire, tous les deux jours. Injection de 1 ou 2 milligrammes de strychnine. Néanmoins l'atrophie s'accentue, la vue baisse : V = 1/6.

La diplopie persiste, mais a dévié en dehors, image croisée.

Après avoir éliminé l'idée d'un épanchement dans les gaines du nerf optique, en raison de l'aspect de la pupille et aussi de la paralysie de la branche inférieure du moteur oculaire commun et du moteur oculaire externe, M. le médecin-major Rioblanc émet l'opinion qu'il pourrait s'agir d'un hématome siègeant à la partie interne de la fente sphénoïdale.

Cette opinion est vraiment la seule admissible en présence du retour momentané de la vision. Peut-être s'agit-il, ainsi que le dit M. le médecin-major Rioblanc, d'un hématome qui se serait produit sous le périoste décollé, et qui aurait été suivi ultérieurement de périostite, ce qui expliquerait les phénomènes ultérieurs d'atrophie du nerf.

D. Fracture indirecte. — Nous n'avons jusqu'à présent étudié que les fractures consécutives à des traumatismes ayant porté sur le pourtour de l'orbite : mais ne savons-nous pas que l'amaurose peut survenir consécutivement à un traumatisme d'une autre partie du crâne, de la région occipitale en particulier?

C'est aux travaux de Braquehayé et de Chipault que nous devons de connaître le mécanisme de ces fractures indirectes. Le célèbre cas du président Lincoln aurait suffi à attirer l'attention sur les fractures de la voûte orbitaire ainsi produites et à démontrer leur existence. Mais, malgré les nombreux travaux publiés à leur sujet, ces fractures restaient, jusqu'à ces dernières années, inexpliquées. La méthode graphique a permis à ces auteurs d'établir qu' « elles ont pour cause le resserrement en éventail des segments angulaires de la base autres que le segment frappé, segments angulaires qui sont simplement la partie basilaire des entreboutants craniens ».

Ces fissures partent communément du rebord postérieur de la petite aile du sphénoïde, en ses points faibles, ainsi qu'on a pu le constater dans un bon nombre de cas. Or, le canal optique n'est-il pas le point faible par excellence des apophyses d'Ingrassias ? Si celles-ci sont fracturées le plus souvent à leur partie externe, du moins a-t-on pu relever des faits où le canal optique était atteint.

Les fractures ainsi produites, pour être moins fréquentes que les autres, n'en sont pas moins intéressantes. En dehors de la curiosité qu'implique leur mode pour ainsi dire mystérieux de production, elles nous permettent d'interpréter certains faits d'amaurose unilatérale.

L'ignorance où nous sommes, malgré l'ingénieux schéma de Grasset, vis-à-vis des relations de l'amblyopie croisée et des lésions d'un hémisphère, nous permet difficilement d'expliquer cette amblyopie par une lésion des centres, du cunéus par exemple, consécutive à un choc sur l'occiput. L'existence de ces fractures de la voûte orbitaire, causées par un tel traumatisme et dont nous connaissons les lois, nous permet de comprendre plus simplement cette amaurose.

Nous pouvons donc admettre que, dans l'immense majorité des cas, dans tous les cas, pouvons-nous dire en clinique, l'amaurose traumatique est due à une fracture du canal optique, entraînant une lésion du nerf, soit par ses esquilles, soit, et plus souvent sans doute, par l'action d'un épanchement sanguin dans ses gaines.

E. Fractures et coups de feu du crane. — Il est, à côté des diverses sortes de traumatismes du crâne que nous avons déjà étudiées, un mode de fracture qui mérite une attention toute particulière, et par sa façon d'agir et par les désordres qu'il comporte, ce sont les coups de feu pénétrants de la boîte cranienne.

Ici, la lésion du nerf peut être due à la fracture ou au corps vulnérant lui-même. Dans le premier cas, nous retombons sur les lésions déjà étudiées, dans le second, il est un certain nombre de conditions particulières qu'il nous faut relever.

Ces coups de feu peuvent atteindre le crâne en divers points, ainsi que nous le prouvent les diverses statistiques de guerre, et les études de M. le médecin principal Nimier sur les dernières guerres 1870-71, Tonkin et Formose, nous signalent de nombreux cas de perte de la vision à la suite de blessures du crâne ou de la face. Au contraire, dans la pratique courante, la région temporale est la région de choix, si nous pouvons nous exprimer ainsi, dans les tentatives de suicide.

Nous devons à M. le médecin principal Delorme les très intéressantes considérations sur ces coups de feu transversaux que nous empruntons à son *Traité de chirurgie d'armée.*

« Une balle qui traverse la partie antéro-supérieure des temporaux, bien horizontalement, doit léser les deux nerfs optiques ou leur chiasma ; mais que celle-ci, au lieu de parcourir un trajet bien horizontal, suive dans la cavité cranienne un trajet un peu oblique de bas en haut ou de haut en bas, un seul de ces nerfs sera intéressé et la cécité ne sera accusée que d'un côté. La carotide interne, située sur un plan un peu inférieur aux nerfs optiques, peut échapper au traumatisme dans les coups de feu bien horizontaux. Ces artères sont très exposées dans les traumatismes du chiasma. Elles ne le sont plus dans les coups de feu qui intéressent les bandelettes optiques, par contre, les communicantes sont menacées. Quand la balle atteint les bandelettes, elle peut entamer la partie antérieure des pédoncules et donner lieu à une paralysie motrice totale ou partielle. »

Un second mode fréquent de tentatives de suicide, ce sont les coups de feu de la bouche. Dans ce cas, bien rarement doivent être atteints directement les nerfs ou le chiasma, mais bien plus souvent par les désordres qui se produisent du côté du squelette. Mais, la plupart du temps, lorsqu'il est fait usage du fusil ou du révolver d'ordonnance, rapidement ou subitement survient la mort, ne permettant pas d'observer les troubles visuels.

Dans les coups de feu pénétrants de la région frontale, c'est encore aux désordres qui se produisent du côté du squelette plutôt qu'au projectile qu'on doit attribuer des cas tels que celui de Berger. Cet auteur rapporte l'histoire d'un malade chez qui un coup de feu au milieu du front avait amené une cécité complète sans autre phénomène cérébral. Quelque temps après, la balle qui était probablement venue se loger dans le pharynx et avait été déglutie, fut retrouvée dans les selles.

§ II. — HÉMIANOPSIE TRAUMATIQUE

Les phénomènes d'amaurose ne sont pas les seuls troubles de la vision que puisse entraîner une fracture du crâne.

En particulier, les coups de feu peuvent, par lésion des hémisphères ou des bandelettes optiques, amener de l'hémianopsie homonyme.

A côté de ce fait, que nous ne faisons que signaler, s'en trouvent d'autres qui présentent un intérêt tout particulier ; ce sont les faits d'hémianopsie temporale.

OBSERVATION V

Fracture de la base du crâne. Lésions des nerfs optiques et moteur oculaire externe. Diabète traumatique (Nieden, *in* Purtscher, obs. IV).

A la suite d'une chute de 60 mètres de haut, dans un puits de mine, un mineur âgé de vingt-huit ans eut une fracture de la base : hémorragies par la bouche, le nez et les oreilles. Paralysie du moteur oculaire externe gauche. Diminution très marquée de l'acuité auditive des deux côtés. Amaurose de l'œil gauche et hémianopsie du droit ; plus tard, on constate une atrophie du nerf optique gauche et du quadrant inféro-interne du droit. De plus, il existait de la polyurie et de la polydipsie.

A côté de ce fait, nous en avons relevé deux autres absolument semblables, qu'il nous semble bon de rapprocher de celui-ci, vu l'identité des symptômes.

OBSERVATION VI

Polyurie, hémianopsie temporale bilatérale, paralysie du moteur oculaire externe, consécutives à un traumatisme du crâne (Tuffier, *Revue de chirurgie*, 1884, p. 827).

21 juillet 1882. — Un jeune homme de dix-sept ans tombe sur un trottoir de la hauteur d'un troisième étage.

Le crâne est fracassé; le malade est dans un coma complet. Il existe une fracture de l'extrémité inférieure du radius, un large enfoncement de la voûte cranienne, s'étendant de la base du nez à la suture fronto-pariétale ; une autre plaie avec enfoncement s'étend de l'angle externe du frontal vers la même suture.

L'oreille droite donne issue à un écoulement sanguin très abondant.

Le troisième jour, ecchymose sous-conjonctivale, puis chémosis.

Les sphincters sont paralysés. Pas d'autres paralysies.

Pendant les jours qui suivent, le coma fait place à une période d'agitation qui dure trois semaines. Température autour de 38 degrés.

Vers le milieu de septembre se forme un abcès au niveau de la fracture du crâne; on l'ouvrit et du pus phlegmoneux s'écoula; cicatrisation au bout de huit jours.

A ces accidents succéda une période de calme, pendant laquelle le malade reprit peu à peu ses facultés. C'est alors qu'il accusa une soif extrême, au point de boire ses urines, ainsi que, du reste, il le faisait pendant toute la période de délire. Peu à peu les sphincters reprennent leur tonicité et on peut mesurer la quantité d'urines qu'il rend : de 10 à 12 litres. Ni glycosurie, ni albuminurie.

A la fin de septembre, le malade se lève, n'accusant que des troubles de la vue et de la polyurie. L'ouïe est abolie à droite. Il existe une paralysie du moteur oculaire externe droit et de l'hémianopsie temporale bilatérale.

L'odorat est un peu diminué du côté droit.

Pas d'autres troubles en dehors de la polyurie. Urines : 13 à 15 litres, ni sucre ni albumine. D = 1008-1012. Urée : 1 gr. 28 à 3 grammes par litre. Phosphates = 0 gr. 416 par litre. Injections d'ergotine Yvon ; l'urine tombe à 5 litres au bout de trois semaines, puis la quantité ne se modifie plus.

Le malade sort le 30 novembre, ayant toujours de la polyurie de l'hémianopsie temporale bilatérale, une paralysie du moteur oculaire externe et de la surdité du côté droit.

OBSERVATION VII

Polyurie, hémianopsie temporale bilatérale, paralysie du moteur oculaire externe, consécutives à un traumatisme du crâne. Peretti (Fetschrifft zur Feier des 50 Jährigen Jubileum's der Vereins d'Ærzte des Rey. Ber. Dusseldorf, p. 267, *Annales d'oculistique*, 1896).

Un homme de quarante-neuf ans reçoit à la tête, le 20 décembre 1892, un volumineux morceaux de bois lancé par une scie rotatoire. Fracture grave du crâne. Coma pendant douze jours. Œdème palpébral. Lorsqu'il a disparu, on constate un abaissement de l'acuité visuelle, des vertiges et de la diplopie. Affaiblissement de la mémoire, surdité de l'oreille droite. Abolition de l'odorat et du goût. Polyurie, polydipsie. Il existe une cicatrice au niveau de la bosse frontale droite.

21 mars 1893. — On constate une hémianopsie temporale bila-

térale, de la paralysie du moteur oculaire externe droit. Réaction pupillaire paresseuse. Acuité visuelle OD = 1/4 — OG = 1/10. Ultérieurement on constate une atrophie totale de la papille; à gauche et à droite l'acuité visuelle tombe à 1/6.

Dans ces trois cas, nous relevons à côté de l'hémianopsie une paralysie du moteur oculaire externe et du diabète traumatique; dans ces trois cas, nous relevons ce même syndrome, coexistant avec d'autres signes de fracture de la base.

L'existence de la paralysie du droit externe nous permet d'affirmer, réunie à l'otorragie, une fracture parallèle à l'axe du rocher. L'hémianopsie temporale nous permet, d'autre part, de localiser la lésion des voies optiques sur la partie antérieure du chiasma. Or, le chiasma, nous l'avons vu déjà, ne contracte aucun rapport intime avec le squelette; en effet, il ne repose pas sur la gouttière optique, comme l'enseignaient jusqu'à nos jours les classiques, mais bien sur la tente de l'hypophyse, ainsi que le fait remarquer notre maître, M. le professeur Testut; de plus, il est situé dans la cavité arachnoïdienne. Ce n'est sans doute point la fracture elle-même qui a atteint le chiasma; peut-être l'hémianopsie est-elle causée par un épanchement sanguin. Quoi qu'il en soit, ces divers symptômes nous semblent devoir être attribués à une fracture parallèle à l'axe du rocher, s'irradiant à travers la selle turcique, fracture souvent signalée par les classiques.

A côté de ces faits d'hémianopsie temporale bilatérale, il en est d'autres où une lésion portant sur un seul nerf optique cause des phénomènes qui peuvent simuler l'hémianopsie typique.

Giraud-Teulon a signalé un tel fait, où un secteur de la rétine, à la suite d'une fracture du crâne, perdit toute sensibilité visuelle.

De même Peretti nous rapporte une observation fort intéressante. Atrophie du nerf optique consécutive à un traumatisme cranien.

OBSERVATION VIII

Hémianopsie traumatique unilatérale (Peretti, *Deutsch Med. Woch.*, 1893, p. 301).

Un garçon de dix-huit ans tombe d'un troisième étage ; le front porte contre une marche de pierre. Perte de connaissance pendant trois heures, puis vive douleur du côté droit de la tête. Plaie de 7 centimètres avec lésion du frontal à droite ; exophtalmie, œdème palpébral. Le lendemain on constate à droite de l'amblyopie, pupille dilatée, réagissant à peine sous l'influence de la lumière, fond d'œil normal.

Quinze jours après, atrophie de la moitié temporale de la pupille s'accentuant de jour en jour. Rétrécissement du champ visuel. Du même côté droit, ptosis, insuffisance du droit interne ; anosmie.

De tels phénomènes nous semblent être de nouvelles preuves en faveur de l'existence d'une fracture de la base du crâne portant soit sur l'étage moyen, soit surtout sur l'étage antérieur.

CHAPITRE IV

NERFS MOTEURS ET TRIJUMEAU

Les classiques, considérant les paralysies des nerfs moteurs de l'œil, les divisent suivant la localisation de la lésion causale en paralysies.

- I. *Intracraniennes.*
  - *a)* Cérébrales.
    - 1° Corticales;
    - 2° Sus-nucléaires;
    - 3° Nucléaires;
    - 4° Radiculaires.
  - *b)* Basilaires.
- II. *Orbitaires.*
- III. *Périphériques.*
- IV. *Dans les névroses.*

Après avoir éliminé les deux dernières classes, que 'examen général nous permettra de reconnaître et dont il faut tenir grand compte en présence d'un traumatisme (tabes, hystérie), nous devons nous demander à quel genre appartiennent les paralysies traumatiques des nerfs de l'orbite.

Étudiées dans les thèses de Lépine et Longchampt, les paralysies traumatiques orbitaires viennent d'être le sujet de celle du Dr Beaugrand devant la Faculté de

Lille. Le plus souvent causées par l'action directe de l'agent vulnérant, elles ne portent la plupart du temps que sur un des muscles moteurs et sont accompagnées d'autres signes qui permettent d'établir le diagnostic.

Nous ne nous occuperons, dans ce travail, que de résoudre la question suivante : Les paralysies consécutives à des traumatismes craniens sont-elles d'origine centrale nucléaire ou basilaire?

DU SIÈGE DE LA LÉSION CAUSE DE LA PARALYSIE MUSCULAIRE

§ I. — PARALYSIE CENTRALE

Dans la thèse de Chevallereau, nous trouvons le passage suivant :

« Nous devons avouer tout d'abord que nos espérances concernant la recherche dans l'écorce cérébrale d'un centre moteur de l'œil ne se sont pas réalisées. Il était cependant permis d'espérer que les traumatismes donneraient des renseignements plus précis que les affections organiques ; les premiers, en effet, ont toute la valeur d'expériences faites sur l'homme lui-même ; dans les autres, des influences de divers ordres peuvent entrer en jeu. Mais s'il n'est pas possible de conclure définitivement après cette ébauche, nous espérons cependant que de nouvelles études, basées sur des observations plus nombreuses et plus complètes, amèneront plus de résultats. »

Pas plus que Chevallereau, pas plus que les divers auteurs qui se sont occupés de cette question, malgré le grand nombre de faits soumis à notre examen, nous n'avons rien pu recueillir qui puisse nous permettre d'apporter un fait en faveur de telle ou telle localisation cérébrale. Ceci ne doit avoir rien d'étonnant pour nous; en effet, si nous considérons les diverses observations que nous avons sous les yeux, nous serons frappé de la fréquence des faits de commotion cérébrale par rapport à ceux de contusion, de l'existence de phénomènes diffus et non de lésions systématisées. Le traumatisme ne réaliserait donc pas, dans le cas particulier, le rôle d'agent expérimental, qui, dans bien d'autres circonstances, a permis aux cliniciens de confirmer les données de la physiologie.

Nous ne pouvons pas non plus, *a priori*, invoquer une lésion cérébrale pour expliquer telle ou telle paralysie des muscles de l'œil.

Grasset n'a-t-il pas établi l'existence d'un chiasma oculomoteur analogue au chiasma du nerf optique? La physiologie et la clinique nous donnent des preuves formelles en faveur de l'existence de ce chiasma.

Ce fait d'observation courante, que si l'œil droit se porte en dehors l'œil gauche suit son mouvement et se porte en dedans, et réciproquement; l'existence de la déviation conjuguée des yeux, prouvent la concomitance d'action du droit externe d'un côté et du droit interne de l'autre.

De même que chaque bandelette optique contribue à la formation des deux nerfs optiques, de même de chaque hémisphère naissent des fibres motrices dont les unes se rendent au droit interne de l'œil, et d'autres au droit externe de l'autre œil.

« Une chose est absolument, définitivement démontrée, c'est qu'il y a dans l'écorce une zone dont la destruction fait la déviation conjuguée des yeux du côté opposé ; donc, il y a dans l'écorce un centre qui innerve le droit interne du même côté et le droit externe du côté opposé. Donc, si nous admettons que c'est le centre cortical qui fait l'unité d'un nerf, il faut admettre un nerf hémioculomoteur ou rotateur du globe oculaire (dextrogyre ou lévogyre) qui aboutit au droit externe d'un côté et au droit interne de l'autre.

« La lésion de ce nerf entraîne la déviation conjuguée, comme la lésion du nerf hémioptique entraîne l'hémianopsie.

« C'est bien le nerf du droit externe (et non celui du droit interne) qui est croisé, puisque dans les lésions des hémisphères, le malade regarde l'hémisphère lésé quand il y a paralysie, et ses membres convulsés quand il y a irritation. » (Grasset. *Anat. clin.*, p. 40.)

D'autre part, Grasset, s'appuyant sur diverses observations, démontre que, d'après la clinique, d'autres filets du moteur oculaire commun s'entrecroisent et vont se distribuer aux muscles de l'œil du côté opposé, tels que le releveur de la paupière supérieure et peut-être les nerfs de l'iris.

Mais « la clinique démontre que la déviation conjugée change de sens par rapport à la lésion, quand cette lésion siège dans le mésocéphale au lieu de siéger dans un hémisphère. Il faut donc admettre que chaque nerf hémioculomoteur traverse en entier la ligne médiane et ne se divise qu'ensuite vers les divers muscles de son domaine. Cela suppose évidemment un trajet assez compliqué pour certaines fibres nerveuses. Mais c'est moins difficile à admettre quand on se rappelle que ce n'est pas le même neurone qui s'entrecroise plusieurs fois : le neurone cortical enverrait des fibres au neurone mésocéphalique croisé, et c'est du neurone mésocéphalique que partiraient les fibres, les unes directes, les autres croisées, qui vont aux muscles.

« A un certain point de vue même, on peut dire que toutes les fibres de ce dernier neurone sont directes ; il suffit de prendre pour axe, non l'axe du corps, mais l'axe de chaque globe oculaire ; chaque noyau bulbaire de l'hémioculomoteur correspond à la moitié homonyme des deux globes oculaires.

« Cette conception fait rentrer les nerfs hémioculomoteurs dans la règle générale des nerfs moteurs ; pour chacun d'eux, le centre cortical a une action croisée, et le centre bulbaire a une action directe sur une moitié des deux globes oculaires. »

« Voici donc, en somme, ce que serait le parcours de la troisième paire : l'oculomoteur commun part de l'écorce cérébrale (probablement du lobule pariétal inférieur) ; ses fibres vont aux noyaux (origine réelle) situés dans l'étage antérieur du pédoncule cérébral, au-dessous des tubercules quadrijumeaux. Là est le chiasma. De certains noyaux partent des fibres radiculaires qui s'entre-croisent, et de certains autres noyaux, notamment de celui du droit interne, partent des fibres radiculaires qui ne s'entre-croisent pas et restent directes. » (Grasset, *Anat. clin.*, p. 45.)

Ce que prouvent la clinique et la physiologie, l'anatomie le démontre aussi. Soutenue en 1853 par Vulpian et Philipeaux, puis en 1869 par Stieda, puis contestée par Duval, l'hypothèse de l'entre-croisement du moteur oculaire commun est reprise par Gudden, Edinger, Perlia et Kölliker. En 1892, Van Gehuchten vient apporter des preuves formelles en faveur de cette hypothèse et dit : « On suppose assez généralement que ces fibres entre-croisées se rendent dans le muscle droit interne du côté opposé. »

En 1897, les recherches et les expériences de Bernheimer sur le singe, le schéma établi par cet auteur, précisent les données anatomiques sur l'entre-croisement du moteur oculaire commun. Dans les conclusions de son travail, nous lisons les lignes suivantes : « En résumé, le centre du droit inférieur est croisé (par rapport au muscle) ; le centre du petit oblique est en grande partie croisé et direct pour une petite part. Le centre du droit interne est à la fois croisé et direct ; le centre du droit supérieur est surtout direct. »

En 1899, les recherches de Van Biervlier, chez le lapin, donnent des résultats fort semblables à ceux de Bernheimer. Pour lui, l'innervation des muscles intrinsèques paraît directe, l'innervation des muscles droit inférieur, droit interne et petit oblique semble mixte ; enfin celle du releveur de la paupière supérieure et du droit supérieur surtout, croisée.

En 1898, Panegrossi aboutit aux mêmes conclusions, pour l'homme.

Enfin, M. le professeur Testut pose les conclusions suivantes, presque identiques à celles de Grasset, que nous citons plus haut :

« En résumé, chacun des deux nerfs moteurs oculaires communs est constitué par trois ordres de filets radiculaires, savoir :

« *a)* Des filets radiculaires qui proviennent du noyau oculomoteur commun du côté correspondant, ce sont les plus nombreux ;

« *b)* Des filets radiculaires croisés qui tirent leur origine du noyau oculomoteur commun du côté opposé ; ces fibres, pour Kölliker, seraient placées dans la partie externe du nerf moteur oculaire commun ; d'après Spitzka, elles se porteraient dans le muscle droit interne de l'œil ;

« *c)* Des filets radiculaires, également croisés, qui proviennent du noyau oculomoteur externe du côté opposé et qui se rendent au muscle droit interne ; l'existence de ces derniers filets a pour résultat, sinon pour but, d'associer, dans les déplacements qu'ils impriment au globe de l'œil, le muscle droit interne du côté gauche avec le muscle droit externe du côté droit et vice versa. »

En résumé, la clinique et l'anatomie tendent de plus en plus à nous prouver que les fibres des nerfs moteurs de l'œil sont en grande partie directes et en partie croisées. En admettant même la restriction de Bernard que cet entre-croisement se ferait seulement pour les fibres d'association des mouvements conjugués des deux yeux, fait qui n'est pas prouvé, mais permettrait peut-être de donner une explication de l'ophtalmoplégie unilatérale par lésion nucléaire, en admettant même cette restriction, de plus en plus se confirme l'opinion du professeur Grasset, que de chaque hémisphère provient un nerf hémioculomoteur lévogyre ou dextrogyre, correspondant aux nerfs hémioptiques dont l'existence est actuellement admise par tout le monde. De même que les nerfs sensoriels, les nerfs moteurs de la vision paraissent être le siège d'un chiasma correspondant au chiasma des nerfs optiques.

L'existence de ce chiasma oculomoteur ne nous permet évidemment pas de compter sur des troubles dans le fonctionnement d'un seul des deux yeux, dans le cas de traumatisme portant sur l'encéphale. Des deux côtés, sur chaque œil, existeraient des phénomènes paralytiques, et ainsi que nous le montrent Bernheimer et Van Biervlier, non seulement sur des muscles de nom différent de chaque œil, mais bien aussi sur des muscles de même nom des deux yeux, par exemple sur le petit oblique, le droit inférieur et surtout le droit interne, dont les fibres d'innervation sont fournies par les deux hémioculomoteurs.

Nous ne pouvons donc pas raisonnablement attribuer à une lésion de l'encéphale la paralysie de tel ou tel muscle ou de tel ou tel groupe musculaire moteur de l'œil.

Nous devons cependant rappeler ici une remarque que fait Savariaud à propos de l'ophtalmoplégie nucléaire unilatérale. De tels faits ne s'expliquent guère avec les données anatomiques actuelles. Savariaud fait remarquer qu'il faudrait une lésion portant sur le noyau du moteur oculaire commun et du pathéthique d'un côté et sur celui du pathétique de l'autre côté, et respectant celui du pathétique du même côté et celui du moteur oculaire commun du côté opposé.

Bien plus, en raison de l'entre-croisement partiel des fibres du moteur oculaire commun et de ce fait qu'un même noyau participe à l'innervation de muscles de même nom des deux yeux, il faudrait que la lésion atteigne certaines cellules de ces noyaux en respectant les autres, ce qui nous semble bien difficile à admettre. De tels faits infirment-ils l'existence d'un chiasma oculomoteur, prouvé par l'anatomie et la clinique, plus que l'amblyopie croisée n'infirme l'existence d'un chiasma sensoriel ?

La clinique, enfin, vient nous donner une troisième preuve. Dans les cas suivis d'autopsie et dans ceux où l'existence de la fracture est bien prouvée et son trajet connu, « les paralysies dues aux lésions de la base, fait remarquer Chipault, siègent du côté de la fracture, ce qui exclut leur origine corticale ».

Pour ces diverses raisons : existence de la paralysie et de la fracture du même côté, grande fréquence des phénomènes de commotion cérébrale par rapport à ceux de contusion cérébrale, existence d'un chiasma oculomoteur, nous sommes en droit, ainsi que nous le disions plus haut, de rejeter une opinion qui voudrait placer la lésion causale de la paralysie dans les centres supérieurs.

§ II. — PARALYSIE NUCLÉAIRE

Nous venons de voir que l'on ne pouvait pas localiser la lésion des fibres motrices de l'œil dans les hémisphères cérébraux. Dans ce second paragraphe, nous allons étudier de même l'hypothèse qui la veut placer au niveau du plancher du quatrième ventricule, examinant :

1° Les arguments favorables à cette théorie ;

2° Les arguments qui lui sont contraires.

1° **Arguments en faveur de la lésion nucléaire.** — A. Théorie de Duret sur le traumatisme cérébral. — Il est une théorie qui semble, sinon nous prouver absolument l'opinion de ceux qui font de la destruction des noyaux protubérantiels la cause de la paralysie, du moins lui donner un grand poids. Cette théorie, c'est celle qu'a développée, en 1878, Duret au sujet du traumatisme cérébral.

En 1879, Chevallereau, tout en ne faisant « aucune difficulté d'admettre que, dans certains cas, il puisse y avoir même une rupture complète de ces nerfs sous l'influence d'un traumatisme violent », explique, tout au long de six pages, fort intéressantes du reste, et non sans apparences de raison, les paralysies des muscles de l'œil par le même mécanisme qui avait permis à Duret d'expliquer la commotion cérébrale et les phénomènes qui l'accompagnent : l'arrêt brusque de la respiration et le ralentissement si accusé du pouls.

Pour Duret, la commotion cérébrale est produite par le choc du liquide céphalo-rachidien sur le plancher du quatrième ventricule, dans la portion bulbaire. Si le plancher du quatrième ventricule est le siège du noyau pneumogastrique, il est aussi celui des noyaux des nerfs moteurs de l'œil. Ces noyaux peuvent être aussi bien atteints que ceux du vague, et par le même mécanisme, et ainsi s'expliquent un grand nombre de paralysies des muscles de l'œil.

Cette théorie, avant de l'analyser et de la critiquer, nous avons le devoir de l'exposer.

a) *Théorie de Duret.* — Duret admet qu'au point percuté, il se produit un cône de dépression, tandis qu'à l'extrémité opposée de l'axe de percussion se forme un cône de soulèvement, au niveau duquel se produit un vide et, par conséquent, un appel des liquides cérébraux en ce point. D'autre part, l'observation montre que les lésions, dans la contusion cérébrale, occupent l'une des deux ou les deux extrémités de l'axe de percussion.

L'encéphale étant immobilisé par la dure-mère et ses divers replis, et aussi par sa densité plus grande que celle des liquides craniens qui, plus mobiles que lui, se déplacent aussi plus facilement et vont combler instantanément l'espace vide brusquement produit par le choc, ne peut aller heurter les parois et par conséquent se contusionner contre elles.

Le cône de soulèvement, avons-nous dit, crée brusquement un vide où les liquides affluent aussitôt pour le combler ; il en résulte des ruptures vasculaires et des phlyctènes sanguines sous la pie-mère.

De même, au niveau du point percuté, la contusion n'est pas due à une lésion immédiate de l'encéphale par le cône de dépression, mais serait l'effet du vide produit par le redressement de la partie comprimée, analogue à celui que nous avons vu se faire au niveau du cône de soulèvement, et causant des lésions semblables. Le soulèvement dans un cas, le redressement de la partie déprimée dans l'autre « font l'office d'une ventouse appliquée à la surface de l'hémisphère ».

Un tel mécanisme ne saurait, comme nous allons le voir, suffire à expliquer les faits, et il faut en invoquer un autre pour interpréter les lésions de la base des hémisphères. « Les lésions de la base des hémisphères, dit Duret, sont très fréquentes et très prononcées, parce que là se trouvent les confluents sylviens, les lacs aqueux qui, dans les chocs sur le sommet du crâne, supportent tout l'effort. En effet, dans un coup sur la partie la plus convexe, sur la tête, toute la voûte s'affaisse et constitue le cône de dépression. A l'extrémité opposé de l'axe de percussion, il ne saurait y avoir de cône de soulèvement, à cause de la résistance absolue de la base du crâne. Tout le liquide rachidien, chassé de la convexité, afflue vers les lacs de la base du cerveau et produit une brusque inondation des territoires environnants. »

Il est une troisième catégorie de faits qui nécessite une autre explication et qui nous intéresse tout particulièrement. Ce sont les lésions qu'on observe fréquemment dans les cavités ventriculaires et surtout sur le plancher du quatrième ventricule. Voici l'explication qu'en donne Duret et qu'adopte Chevallereau pour démontrer l'origine nucléaire des paralysies traumatiques des nerfs oculomoteurs : « Un fait général doit d'abord être mis en saillie ; quel que soit le lieu du choc sur le crâne, un flot de percussion est produit dans les cavités ventriculaires. En effet, la pression exercée sur un point quelconque du crâne se trouve répartie sur toute la surface des hémisphères : ceux-ci, comprimés de dehors et dedans, s'affaissent sur les cavités centrales et en font sortir le liquide plus ou moins brusquement.

« Toutefois, le flot ventriculaire produit par la percussion sera beaucoup plus puissant dans les chocs sur la partie antérieure et médiane de la voûte. Dans ces conditions (déjà nous l'avons fait observer), il se forme un cône de dépression très volumineux, surtout si le corps contondant a une large surface, les cavités ventriculaires sont brusquement effacées et le flot de liquide s'engage avec d'autant plus de violence qu'un cône de soulèvement est impossible. Il traverse l'aqueduc Sylvien et vient s'engouffrer dans l'entonnoir que lui présente le quatrième ventricule. Il en sort par l'ouverture de Magendie, la déchire si elle n'est pas assez large, et fait irruption dans le lac cérébelleux postérieur et, de là, sous la pie-mère rachidienne. »

En présence de tels désordres, tout naturellement, Duret a été amené à expliquer par eux les phénomènes de la commotion cérébrale.

« Le bulbe, en effet, est le centre de la vie cardiaque et pulmonaire, et, pour lui, par les nerfs craniens situés sur le plancher du quatrième ventricule, il était le centre de l'innervation motrice de la face, du pharynx, du larynx, de la langue, des globes oculaires et des paupières. Il le considérait, de plus, comme le centre d'entre-croisement des fibres nerveuses qui descendent des hémisphères ou qui s'y rendent, ainsi que des fibres régulatrices des mouvements qui proviennent du cervelet. Par les noyaux du pneumogastrique, il est le centre des mouvements cardio-pulmonaires, de telle sorte qu'une lésion bulbaire expliquerait, d'après Duret, la perte de la sensibilité et des mouvements du tronc et des membres, des mouvements des yeux, de la face, des mâchoires, enfin les troubles cardio-pulmonaires. » (Sudre, th., p. 15.)

Cette théorie, dont Braquehaye a résumé en ces termes les points principaux :

« 1° La contusion cérébrale directe au niveau de la voûte est due au retour du cône de dépression sur lui-même, faisant le vide et lésant le cerveau à la façon d'une ventouse placée sur la peau.

« 2° La contusion cérébrale indirecte est causée par une action analogue due au cône de soulèvement dans l'axe de percussion.

« 3° Les lésions indirectes de la base du cerveau sont dues uniquement au choc du liquide céphalo rachidien. »

Cette théorie n'est-elle pas vraiment si claire, si séduisante, qu'elle semble s'imposer? Admise jusqu'ici par les classiques, elle a été cependant l'objet de nombreuses critiques et n'a pas pu tenir en présence des faits apportés par Braquehaye et Chipault.

b) *Critique de la théorie de Duret.* — Des objections que l'on peut faire à la théorie de Duret, les unes sont basées sur le raisonnement, les autres sur des faits, sur des expériences.

a) Objections basées sur le raisonnement. — De ces objections, nous en emprunterons la plupart à Braquehaye et à Bochefontaine :

1° « Nous ferons remarquer, dit Braquehaye, que, mécaniquement, le cône de soulèvement ne saurait exister. Il est vrai qu'une pression normale exercée en un point de la surface d'un corps élastique plein et isotrope, c'est-à-dire ayant dans tous les sens la même constitution et la même contexture, se transmet d'une couche à celle qui la suit sous forme de pressions dirigées exactement à l'opposé de ce point et proportionnelle à la pression extérieure et inversement proportionnelle au carré de la distance de ce point. Mais le crâne étant creux et non isotrope, ces résultats ne peuvent lui être appliqués. Ajoutons, enfin, qu'il ne peut même pas être comparé à une sphère creuse et élastique, car ce n'est qu'un segment de sphéroïde dont la base épaisse, rigide, non élastique, représente la section. Duret, lui-même, reconnaît que cette partie de la boîte osseuse n'est pas dépressible. »

A cette objection nous pouvons ramener la suivante que formule Vallot dans sa thèse. Le crâne étant, ainsi que le fait remarquer cet auteur, assimilé à une sphère creuse, élastique, si un diamètre se raccourcit par l'action du traumatisme, le diamètre qui lui est perpendiculaire s'allonge et il se produit un vide à ses extrémités, puis, le diamètre percuté se redresse et un vide se fait à ses extrémités, tandis que le diamètre perpendiculaire reprend ses dimensions normales. Si, donc, la théorie de Duret était vraie, les lésions se produiraient au moins autant aux extrémités de l'axe perpendiculaire qu'aux extrémités de l'axe percuté, ce qui n'est point. N'est-ce pas là une preuve formelle que l'on ne peut pas assimiler le crâne à une sphère creuse et élastique et que l'on ne peut pas expliquer les lésions de l'encéphale par le mécanisme invoqué par Duret?

2° Nous savons que la base du crâne n'est pas dépressible et Duret l'admet parfaitement, puisqu'il invoque une autre cause que le cône de soulèvement pour expliquer les lésions de la base de l'encéphale. « Avec la théorie de Duret, comment expliquera-t-on les cas de commotion ou de contusion cérébrale à la suite de chute sur les pieds, sur les genoux, sur le siège, sur le menton? Il n'y a plus ici de cône de dépression. D'autre part, si le cerveau était immobile, il ne saurait être lésé et la pression du liquide céphalo-rachidien resterait la même. Donc le traumatisme serait impossible.

« Or, il en existe des observations nombreuses et incontestables. »

3° « [illegible] même encore, si la théorie de Duret était vraie, dans le cas de précipitation sur la tête, les lésions de la base devraient être au maximum. Il y a, en effet, au moment du choc un cône de dépression très marqué; d'autre part, dans la position la tête en bas, le liquide céphalo-rachidien est à son maximum de pression dans le crâne. Nous avons vu, en outre, que, pour le professeur Sappey, les trois quarts environ du liquide céphalo-rachidien sont répartis vers la voûte. Toutes les conditions semblent donc réunies pour qu'il y ait des lésions graves du bulbe et de la base du cerveau, s'il s'agissait de pression sur les liquides.

« Cependant il n'en est rien bien souvent. »

4° Ainsi que nous l'avons vu dans l'exposé de sa théorie, Duret explique les lésions qui siègent à la périphérie du cerveau par l'action du vide qui se produit au niveau du cône de soulèvement, puis du cône de dépression, tandis que celles de la base seraient dues au reflux du liquide céphalo-rachidien vers la base. « Il est bien peu probable, fait remarquer Braquehaye, que les lésions cérébrales soient dues à des causes contraires. Pourquoi celles qui siègent à la périphérie du cerveau, tant au niveau du cône de dépression qu'au niveau du cône de soulèvement sont-elles produites par une pression négative, tandis que celles de la base le seraient par un excès de pression ? »

5° Bochefontaine fait remarquer que la présence du liquide céphalo-rachidien n'est pas constante dans la cavité cranienne, que l'encéphale remplit à lui seul. D'autre part, la quantité de liquide contenue dans les ventricules est minime, et les parois sont en contact. *A priori*, il nous est difficile d'admettre qu'une quantité si infime de liquide puisse produire des désordres tels que ceux décrits par Duret, surtout faire éclater le bulbe comme dans les cas de B. Anger et de Duplay. Et ceci d'autant mieux que le cerveau a une consistance molle, pâteuse ; grâce à cette consistance, la substance cérébrale protège, d'une façon très efficace, les ventricules vis-à-vis de la force traumatisante. Les pressions transmises au liquide céphalo-rachidien doivent être bien faibles et incapables la plupart du temps, et sauf des conditions exceptionnelles, de faire refluer vers le quatrième ventricule une masse liquide, *a priori* trop minime pour traumatiser le bulbe, ainsi que le veut Duret.

6° Une dernière critique s'adresse à la technique de Duret. « Dans un certain nombre de nos expériences, dit-il, pour ne pas compliquer l'expérimentation, au lieu de produire une pression sur les parties contenues dans le crâne par un choc sur sa voûte, nous avons fait des injections brusques d'un liquide coagulable entre les os et l'hémisphère et étudié les effets produits au moment du choc. »

Braquehaye, à ce propos, élève l'objection suivante : « Il est évident que, dans ces conditions, le choc produit par une injection de liquide au contact du cerveau n'est pas comparable — même faite brusquement — au choc du crâne par un traumatisme violent, tel que la chute sur la tête depuis un lieu élevé.

« Quoi qu'en dise Duret, il est certain qu'une telle compression agira plus lentement et aura surtout pour effet de vider plus ou moins brusquement les ventricules, véritables soupapes de sûreté de la pression intra-cérébrale. Dans le traumatisme clinique, il n'en est pas ainsi. »

b) Arguments basés sur des faits. — Entre les mains de Bochefontaine, en 1883, puis de Braquehaye, en 1896, l'expérimentation a donné lieu à des constatations contraires à celles de Duret.

1° Bochefontaine (et nous pouvons faire la même remarque à propos des expériences de M. le médecin-major Sudre) a constaté que le plancher du quatrième ventricule n'est nullement un lieu d'élection pour les hémorragies traumatiques. D'autre part, dans ses expériences, Bochefontaine n'a jamais rencontré de lésions ventriculaires par coup violent sur le crâne de cadavres contenant du liquide céphalo-rachidien.

2° Par la méthode graphique, Braquehaye et Chipault ont démontré que :

a) La contusion au point percuté se produit au moment de la dépression osseuse;

b) La contusion au point opposé se produit non pendant le soulèvement, mais pendant l'oscillation dépressive ultérieure;

c) Au niveau des voûtes orbitaires, siège si fréquent des contusions indirectes, le mouvement correspondant à un traumatisme occipital n'est pas un déplacement de la voûte vers la cavité orbitaire, ainsi qu'il serait nécessaire si l'on admettait la réalité du cône de soulèvement, mais tout au contraire un déplacement de la voûte vers la cavité cranienne.

3° Des recherches ultérieures ont permis d'établir des explications plus nettes, plus conformes à la vérité, de phénomènes que Duret interprétait par la lésion du quatrième ventricule.

En 1886, Sudre pouvait écrire déjà: « Vraie dans ses lignes générales, cette interprétation de l'action bulbaire, donnée par Duret, n'est plus absolument exacte aujourd'hui. L'étude des localisations motrices corticales a démontré en effet que, dans les circonvolutions du département de la sylvienne, existent les centres de la motricité destinés à la face. »

Depuis, de nouveaux faits sont venus s'ajouter à celui-là. De même que la paralysie faciale, la paralysie des muscles de l'œil, et peut-être aussi le diabète traumatique, ont trouvé des explications plus plausibles. Ainsi se détruit ce faisceau de preuves *a posteriori* que Duret avait réunies en faveur de sa théorie.

4° Enfin, fait capital, pour établir sa théorie, Duret

a été obligé d'admettre l'immobilité du cerveau dans la cavité cranienne.

Mais, depuis, Luys n'est-il pas venu, devant l'Académie de médecine, en 1884, émettre une opinion tout à fait opposée, soulevant ainsi une vive et intéressante discussion? Pour Luys, le cerveau, chez le cadavre, subit l'action de la pesanteur et se déplace de 6 à 7 millimètres : chez le vivant, sans doute, le liquide céphalo-rachidien diminue l'amplitude de ces mouvements, mais sans les anihiler.

Certes, l'opinion de Luys semble exagérée, mais l'opinion jusqu'à lui admise ne l'est-elle pas de même? Une opinion intermédiaire nous semble devoir être adoptée comme très voisine de la vérité ; c'est celle qu'a formulée Trélat. « C'est dans ces conditions essentiellement anomales et extra-typiques que de véritables déplacements se produisent », dit-il après avoir fait remarquer que, si le mécanisme décrit par Luys était vrai, la contusion du cerveau serait extrêmement fréquente. Ce phénomène étant en réalité fort rare, « il faut l'emploi de forces considérables, qui déjouent l'effet des conditions normales ».

Cette opinion, c'est aussi celle de Colin (d'Alfort) et de Sappey, qui tout en admettant le fait signalé par Luys, prétendent que cette mobilité est exagérée, surtout vers la base, vu 1° les adhérences nombreuses du cerveau à la base du crâne, méninges, nerfs, vaisseaux, sinus; 2° l'existence du liquide céphalo-rachidien, plus mobile que le cerveau ; 3° la congestion des sinus.

Peut-être certaines conditions physiologiques influent-elles, suivant l'opinion du professeur A. Bouchard (de Bordeaux), formulée dans la thèse de son élève M. le médecin-major Sudre, sur la mobilité de l'encéphale. Les recherches du professeur Richet ont montré qu'au moment de l'inspiration, le sang de l'encéphale étant appelé dans la veine cave et le cœur, ce sang est remplacé par un afflux de liquide céphalo-rachidien qui vient baigner la périphérie de l'organe ; inversement, ce liquide redescend au moment de l'expiration. Bouchard et Sudre expliquent ce dernier phénomène par ce fait que, si le système des veines caves et par suite des sinus craniens se vide au moment de l'inspiration, il n'en est pas de même du système azygos, dont la déplétion est en rapport avec l'expiration, et serait suivie d'un appel du liquide céphalo-rachidien dans le canal rachidien. S'il en est ainsi, la mobilité du cerveau ne doit pas être la même aux deux temps respiratoires. On conçoit qu'elle soit plus grande au moment de l'expiration, facilitant la contusion cérébrale, qu'au moment de l'inspiration où la masse du liquide rachidien répartit sa force sur tout l'encéphale et facilite la commotion. Quelles que soient l'importance et l'exactitude de la théorie de Bouchard, elle nous permet, en tout cas, d'établir formellement la mobilité du cerveau dans certaines conditions.

Cette mobilité du cerveau, admise à l'état physiologique par Luys, par Richet, par Bouchard, dans des conditions anormales par Trélat et par Sappey, a été démontrée, inscrite sur le cylindre enregistreur par Braquehaye, qui a pu écrire : « Les mouvements de translation du cerveau seraient impossibles si les liquides ne pouvaient fuir hors du crâne, Mais le sang et le liquide céphalo-rachidien peuvent s'échapper et permettre les mouvements qu'indiquent nos graphiques. »

Les faits, soit cliniques, soit expérimentaux, ont amené cet auteur à établir au lieu et place de la théorie généralement adoptée, de la théorie de Duret, reconnue inexacte et insuffisante, une autre théorie :

« 1° La contusion cérébrale directe au niveau de la voûte est due à la rencontre du cerveau par la paroi cranienne au cône de dépression ;

« 2° La contusion cérébrale indirecte est due à la fois au choc du cerveau lancé contre la paroi soulevée pendant un espace de temps extrêmement court, revenant sur elle-même au moment où le cerveau s'est mobilisé et, au retour de cette paroi sur elle-même, lésant le cerveau mobilisé en sens inverse ;

« 3° Les lésions indirectes de la base du cerveau, qui se confondent souvent avec celles des parties latérales, sont dues : 1° au choc du cerveau contre la base, en certains points où la pression se fait surtout sentir (cornes cérébrales) ; 2° à sa lésion contre les arêtes qui séparent les étages ; 3° à l'arrachement par le mouvement de translation ; 4° accessoirement, au choc du liquide céphalo-rachidien.

Ainsi donc, la vieille théorie qui voulait attribuer au choc du liquide céphalo-rachidien les lésions de la base de l'encéphale, et en particulier celles du bulbe, ne peut plus être invoquée par les partisans de l'origine nucléaire de la paralysie traumatique.

Il faut reconnaître, du reste, que les expériences de Duret, citées par Chevallereau, n'étaient guère concluantes en faveur de la théorie qu'il soutenait,

Dans la première, avec les symptômes oculaires suivants : nystagmus, secousses des muscles des paupières, saillie des globes oculaires, dilatation pupillaire, puis myosis du côté de l'œil gauche convulsé en bas et en dehors, on trouve un piqueté hémorragique du plancher du quatrième ventricule, mais aussi, de chaque côté, une fracture de la voûte orbitaire irradiée à l'étage moyen.

Dans la deuxième : myosis, puis mydriase correspondant à un caillot englobant le nerf moteur oculaire commun, mais pouvant, ainsi que le fait remarquer Chevallereau, s'expliquer par des hémorragies dans la rétine et dans le vitré.

Tels sont les résultats des deux cas de traumatisme frontal ; un fait de contusion de la région temporale n'est pas plus concluant.

Dans ce cas, l'autopsie ne donne rien de bien net, seulement deux ou trois ecchymoses sur la face ventriculaire du bulbe ; du reste, les signes cliniques ne permettent pas non plus de poser de conclusion bien nette : yeux convulsés en dedans et en haut, pupilles petites, impressionnables par la lumière.

Il en est de même d'un cas de traumatisme occipital qui produit du nystagmus et de la convulsion des yeux en dehors : à l'autopsie, deux caillots au niveau des pyramides antérieures sous la pie-mère, c'est-à-dire que les nerfs moteurs oculaires externes étaient atteints.

C'est à propos de ces faits que Chevallereau écrit : « Nous rapportons ici surtout des phénomènes d'excitation ; les phénomènes de paralysie sont de même nature; il n'y a qu'une différence de temps et de degré. Les chiens ayant tous été tués, l'observation a dû s'arrêter à la première période. »

A quoi nous répondrons que ces chiens ont vécu pour la plupart quelques heures, au moins une vingtaine, après l'opération, et l'on n'a pas même constaté de phénomènes parétiques, ce qui ne correspond guère à la clinique, où, le plus souvent, la paralysie survient d'emblée. D'autre part, aucun de ces faits ne permet d'affirmer que la cause de la paralysie soit due à une lésion protubérantielle. Dans un cas, une fracture coexistante expliquait aussi bien les phénomènes et, dans deux autres, ils étaient manifestement dus à des caillots situés sur le trajet du nerf; quant au quatrième, Chevallereau nous dit lui-même qu'il est fort peu probant.

c) *Conclusions.* — La théorie de Duret sur le traumatisme cérébral doit être abandonnée, car :

A. — 1° Le cône de soulèvement mécaniquement ne saurait exister, le crâne n'étant pas un corps sphérique, plein et isotrope, mais bien un segment de sphéroïde creux ;

2° Elle n'explique pas les faits de contusion cérébrale par chute sur les pieds, sur le menton, etc.;

3° Il semblerait, d'après elle, que les lésions du bulbe et de la base de l'encéphale devraient avoir leur maximum de gravité dans les cas de précipitation sur la tête, or il n'en est rien bien souvent;

4° Il est peu probable que les lésions cérébrales soient dues à des causes contraires : pression négative au niveau des cônes de dépression et de soulèvement, et excès de pression au niveau de la base et du plancher du quatrième ventricule ;

5° La quantité de liquide céphalo-rachidien contenue dans les ventricules paraît insuffisante pour léser le bulbe, d'autant mieux que les parois de ces ventricules, formées par le tissu de consistance molle des hémisphères, doit atténuer singulièrement la force de pression ;

6° Duret ne s'est pas placé dans les conditions du traumatisme en injectant entre le squelette et l'encéphale un liquide coagulable. L'action de celui-ci est certainement moins rapide que celle du traumatisme.

C'est ce qui explique peut-être la différence qui existe entre les résultats de ses expériences et ceux qu'ont obtenus d'autres observateurs.

B. — En effet, en opposition avec les conclusions de Duret, nous trouvons celles de divers auteurs :

1° Bochefontaine démontre que le plancher du quatrième ventricule n'est pas un lieu d'élection pour les hémorragies traumatiques ;

2° Braquehaye prouve graphiquement que, contrairement à l'opinion de Duret, c'est le squelette qui lèse directement l'encéphale.

3° Divers phénomènes qui s'expliquaient par la lésion du plancher du quatrième ventricule (paralysies faciale, oculomotrice), ont reçu des interprétations plus plausibles.

4° Pour établir sa théorie, Duret admettait l'immobilité du cerveau dans la cavité cranienne. Or, par l'expérimentation, par le raisonnement, Luys, Sappey, Colin, Trélat, A. Bouchard, ont été conduits à admettre la mobilité du cerveau, tout au moins dans des conditions anormales, telles que le traumatisme.

Graphiquement, Braquehaye a montré que le cerveau mobilisé venait se léser lui-même contre la paroi cranienne mobilisée en sens inverse.

II. — L'application que fait Chevallereau de la théorie de Duret pour expliquer la paralysie oculomotrice traumatique ne semble pas justifiée. Aucun des faits qu'il rapporte ne plaide en faveur d'une lésion nucléaire et, dans la plupart, la lésion basilaire semble évidente. De plus, ces faits ne concordent nullement avec ceux que l'on observe en clinique.

B. De l'ophtalmoplegie externe. — En faveur de l'origine nucléaire, on peut encore invoquer l'existence, dans certains de ces traumatismes, de paralysies de la musculature externe de l'œil, alors que la musculature interne est respectée. De tels faits ne peuvent s'expliquer que par une paralysie orbitaire, ou mieux, par une paralysie nucléaire, suivant les préceptes admis de nos jours.

Cette conclusion par trop rigoureuse, bien qu'exacte dans l'immense majorité des cas, a été fort nettement discutée par Lor et Fromaget. Avec ce dernier auteur, « nous ne voyons pas pourquoi, en raisonnant *a priori*, puisque la troisième paire a des noyaux et des terminaisons distinctes, et que, par conquent, son tronc est constitué par des filets bien distincts, l'un de ces faisceaux ne pourrait pas être lésé à l'exclusion des autres. La théorie est admissible, et la pratique montre que notre opinion est vraie. »

Ziemmsen (*Virchow's Archiv*, t. XIII) a signalé un cas de méningite syphilitique de la base qui avait entraîné la paralysie de plusieurs nerfs craniens. Du côté du moteur oculaire commun, la paralysie était limitée au seul muscle droit inférieur. L'examen histologique démontre la dégénérescence limitée à un fragment du tronc nerveux.

De même, Lor nous signale les travaux d'Uhthoff (*Archiv f. Opht.*, XXXIX, n° 1), qui trouva à l'autopsie, dans quelques manifestations syphilitiques intra-craniennes ayant donné naissance à des signes circonscrits, tels que le signe de Robertson, auxquels on attribue généralement une cause centrale, qu'elles étaient dues à une lésion basilaire. « Nous trouvons dans la thèse de Sauvineau, dit Fromaget, deux observations de Tacke bien intéressantes à ce point de vue. Un homme de soixante ans vint avec une paralysie de la sixième paire gauche ; quinze jours plus tard, le droit supérieur, l'oblique inférieur, le droit inférieur sont pris à leur tour ; deux jours après, le droit interne et le grand oblique. La réaction pupillaire et l'accommodation sont normales. Le diagnostic porté fut celui de paralysie nucléaire ; mais, huit jours après, la musculature interne est envahie ; l'œil devint amaurotique, et cela permettait d'affirmer l'existence d'une lésion basilaire située en avant du chiasma. Tacke cite un autre cas analogue que nous jugeons inutile de rapporter. »

Avec ces faits, Fromaget en rapporte un quatrième fort intéressant et analogue à ceux de Tacke, objet de communications de l'auteur et de M. le professeur Badal à la Société d'Ophtalmologie de Bordeaux.

OBSERVATION IX

Ophtalmoplégie basilaire traumatique
(Fromaget, *Gazette hebdomadaire de Bordeaux*, 1894. p. 201-352.)

Un homme de trente et un ans, le 21 décembre 1893, tombant de son haut, eut la tête comprimée entre une poutre qu'il portait et le sol. A la suite de quoi se produisit une paralysie du moteur oculaire externe et du moteur oculaire commun du côté droit. La paralysie de la musculature externe était totale, mais la musculature interne était moins atteinte, la pupille était fortement dilatée, mais le réflexe lumineux n'était pas complètement aboli : la paralysie de l'accommodation se manifestait par une amblyopie corrigée par un verre de + 1,50 D. L'existence d'une fracture de l'étage moyen, vérifiée par un examen otoscopique, était évidente en raison d'une plaie de la région sourcilière droite, d'épistaxis abondants, d'un écoulement considérable de sang, puis de sérosité par l'oreille droite, de la surdité de cette oreille. Six mois après, la mydriase avait disparu, le réflexe lumineux était très évident quoique un peu plus lent qu'à gauche; du côté de l'accomodation, même amélioration, mais le malade se fatiguait très vite quand il lisait, son amplitude d'accommodation étant à droite de trois dioptries seulement tandis qu'à gauche elle était de sept dioptries. La paralysie des autres muscles de l'œil était totale.

Nous devons à Lépine un autre fait :

OBSERVATION X

Paralysie basilaire traumatique du moteur oculaire commun.
(Thèse de Lépine, obs. III.)

Un matelot, âgé de 37 ans, se fit, le 23 mai 1893, au cours d'une chute d'une hauteur de 5 mètres, une fracture de la base : Contusion de la région temporale droite, paralysie du moteur oculaire commun limitée aux muscles extrinsèques, paralysie totale du facial droit, hémorragie par la bouche, le nez et l'oreille droite par laquelle s'écoula aussi du liquide céphalo-rachidien. Six semaines après, la paralysie avait disparu, seule la paralysie faciale persistait.

A ces observations nous joindrons celles qui ont permis à Marina, en Allemagne, de poser les mêmes conclusions que Fromaget et Lor.

Il cite le cas de Dunkler, où le diagnostic fut vérifié par une autopsie. Il s'agissait d'une tumeur de la base ayant atteint le nerf moteur oculaire commun, paralysant ses diverses branches, mais le signe d'Argyll Robertson persistait et la paralysie de la pupille s'établit ultérieurement. Le cas de Kornfeld et Pikler est absolument analogue. Dans ce cas aussi, une tumeur de la base amena une paralysie du moteur oculaire commun et les réactions pupillaires restèrent normales.

Lui aussi parle des relations de la méningite syphilitique de la base et de l'ophtalmoplégie externe.

Enfin, il nous relate un fait de Dammront et Meyer où existait une ophtalmoplégie externe, sans troubles de la musculature interne, et où l'examen anatomique montra des lésions périphériques et une intégrité complète des noyaux centraux.

Un autre fait nous fournit une nouvelle preuve :

OBSERVATION XI

Fracture du crâne par coup de feu. paralysie partielle du moteur oculaire commun. (De Boucaud et Cruchel, *Soc. d'anat. et de phys. de Bordeaux*, 16 janvier 1899.)

Un jeune homme de 22 ans, le 8 décembre 1898, se tira un coup de revolver dans la région temporale droite. Commotion cérébrale. Les seuls désordres locaux qu'il y eût à constater avaient pour siège l'œil droit : hématome de l'orbite, exophtalmie; ultérieurement on constate une paralysie des muscles releveur de la paupière supérieure et droit interne, un œdème de la moitié interne de la pupille et, fait intéressant, la perte totale de l'olfaction du côté droit. Un mois plus tard la guérison était complète, aucun de ces désordres ne persistait.

La balle, entrée à 1 centimètre en arrière de l'apophyse orbitaire externe droite et au même niveau qu'elle, faisait saillie sous le tégument de la fosse temporale gauche, à 5 centimètres en arrière de l'apophyse orbitaire externe. Une ligne menée par ces deux points passe au-dessus des voûtes orbitaires, et nous sommes amené à conclure à un trajet intracranien du projectile et, par conséquent, à une lésion basilaire des nerfs; nous n'avons pas affaire à une lésion destructive des cordons nerveux, en raison du retour à l'intégrité parfaite. Nous croyons, avec de Boucaud et Cruchet, pouvoir conclure à une hémorragie au niveau de l'étage antérieur, hémorragie qui s'est traduite par des phénomènes de compression cérébrale (somnolence, ralentissement du pouls et de la respiration) et par des accidents ecchymotiques du côté de l'orbite de l'œil — peut-être y avait-il fracture de la voûte orbitaire —, hémorragie qui, en se résorbant, a amené la rétrocession des phénomènes paralytiques du moteur oculaire commun. Quoi qu'il en soit, nous avons nettement affaire, dans ce cas, à une lésion basilaire partielle du moteur oculaire commun.

Un dernier fait nous est fourni par Lor qui formule la même opinion que Fromaget, opinion que nous adoptons entièrement.

OBSERVATION XII

Ophtalmoplégie basilaire traumatique. (Lor, *l. c.*, obs. IV.)

Un homme de 39 ans, dans la soirée du 6 mars 1895, tomba de son haut, eut le crâne pris entre le sol du côté droit et une charge de bois qu'il portait du côté gauche. Signes évidents de fracture : hémorragies par la bouche, le nez, l'oreille gauche, ecchymose pharyngienne, surdité de l'oreille gauche, paralysie du nerf facial gauche qui, ultérieurement, se limita au facial inférieur puis disparut complètement, paralysie des muscles de l'œil. Un mois plus tard existait une ophtalmoplégie externe totale, mais pas tout à fait complète; seule, l'abduction était absolument impossible, les autres muscles pouvaient exécuter des mouvements presque imperceptibles; la pupille, plus contractée qu'à droite, réagissait parfaitement à la lumière et à l'accommodation. Dix-huit mois après le traumatisme, il ne restait plus qu'un fort strabisme convergent de l'œil gauche.

De ces différentes observations, nous pouvons hardiment conclure que la règle qui fait relever l'ophtalmoplégie externe d'une lésion centrale, pour être vraie dans la majorité des cas, n'en subit pas moins quelques exceptions. L'ophtalmoplégie externe peut être basilaire dans certains cas particuliers où les paralysies s'expliquent par une lésion des nerfs dans leur trajet au voisinage de la base, lésion qui, dans le cas particulier, vu la marche des événements, semble devoir être attribuée à une hémorragie de la base.

Et, certes, il nous est plus facile d'accepter l'opinion de Fromagel, de Lor, de Marina, depuis que Brissaud, dans ses cliniques de la Salpêtrière, a montré que, dans leur trajet protubérantiel, les fibres de la musculature extrinsèque peuvent être facilement lésées, sans que celles de la musculature intrinsèque soient atteintes, en raison du trajet différent de ces deux groupes de fibres.

Ainsi donc, l'ophtalmoplégie extrinsèque, qui d'après les classiques semblait uniquement d'origine nucléaire, que Brissaud a démontré pouvoir être d'origine protubérantielle sous-nucléaire, suivant les recherches de Lor, de Fromagel, de Marina, peut aussi être nettement d'origine basilaire. Ces auteurs nous donnent à l'appui de cette opinion, des faits fort nets, dont plusieurs suivis d'autopsie, et nous-même apportons un fait de paralysie partielle nettement basilaire.

Ainsi est singulièrement atténué, sinon détruit, un argument que pouvaient nous opposer les partisans de l'origine nucléaire de la paralysie traumatique.

C. Diabète traumatique. — Parmi les symptômes coïncidant avec la paralysie du nerf moteur oculaire externe, il en est, sur lesquels les partisans de l'origine nucléaire n'ont pas manqué d'insister; ce sont des troubles urinaires : polyurie, glycosurie, albuminurie, en un mot le diabète traumatique. Vu la coexistence de ces deux signes, diabète traumatique et paralysie de l'oculomoteur externe, ces auteurs n'ont pas manqué de dire : Cl. Bernard a déterminé de la polyurie, de la glycosurie, de l'albuminurie, par la piqûre du plancher du quatrième ventricule, or, dans cette région se trouvent les noyaux d'origine des nerfs de la VIe paire; donc, dans un traumatisme cranien, diabète et paralysie de ce nerf sont dus à une seule et même cause, la lésion du plancher du quatrième ventricule.

A l'appui de leur thèse, ils nous apportent les expériences de Duret; nous avons, avec Bochefontaine et Braquehaye, critiqué les faits qu'apporte cet auteur, et sa théorie. Il nous semble aussi que c'est exagérer l'importance de la réunion de ces deux symptômes que de les rattacher à une seule et même lésion.

Nous ne croyons pas *a priori* que le traumatisme ne puisse pas produire ces deux phénomènes, mais ce que nous ne pouvons admettre, c'est que ce terme, lésion du quatrième ventricule, lie d'une façon indissoluble ces deux autres termes, diabète traumatique et paralysie du nerf moteur oculaire externe.

Du reste, cet argument invoqué par ces auteurs n'a pas toute la valeur qu'ils veulent bien lui attribuer. Ne savons-nous pas que la piqûre du plancher du quatrième ventricule n'est pas la seule lésion nerveuse capable de produire la glycosurie expérimentale? Schiff l'a déterminée par la section des couches optiques, des pédoncules cérébraux, moyens et postérieurs, de la moelle, au niveau de la deuxième vertèbre dorsale, par des lésions isolées des cordons antérieurs et postérieurs des nerfs sciatique et ischiatique. Cyon et Aladoff l'ont obtenue par section du sympathique.

« La glycosurie traumatique peut également se présenter après toutes sortes de traumatismes (Redard). Il est parfaitement démontré qu'un traumatisme périphérique, pour peu qu'il soit intense, suffit pour amener à sa suite un diabète traumatique.

« Il n'est nullement indispensable que la partie blessée corresponde topographiquement à une région des centres nerveux (crâne ou région vertébrale). » (Brouardel et Richardière, p. 408.)

La même conclusion, nous la trouvons dans le beau travail de Frerichs ; c'est aussi celle que, en 1867, formulait le professeur Jaccoud dans une de ses cliniques, en disant : « Griesinger a fait à ce sujet une remarque fort importante, qui ne doit pas être perdue. L'étude attentive de ces faits apprend que la plupart du temps il n'y a pas eu de traumatisme céphalique direct, c'est-à-dire chute sur la tête; c'est parfois une commotion par un coup, à la suite d'une chute sur les pieds ; c'est le plus souvent, encore, un ébranlement limité à quelques parties du corps, sans retentissement appréciable sur les centres nerveux, auquel cas, pour le dire en passant, la prétendue influence du traumatisme céphalique pourrait bien n'être autre chose que celle de l'émotion et de la frayeur. »

Enfin, D. Miguel Slocker de la Pola écrit le passage suivant, à propos de la commotion cérébrale : « L'urine émise dans l'une des deux périodes de la commotion et surtout pendant la première (période de dépression) avant la réaction, contient habituellement une petite quantité de sucre ou d'albumine.

« Dans quelques cas, après la guérison du malade, s'établit consécutivement un diabète insipide de quelque durée. »

Cet auteur signale ainsi l'extrême fréquence de ces troubles urinaires.

Si en présence de cette extrême fréquence du diabète traumatique nous mettons la rareté relative de sa coexistence avec les paralysies du moteur oculaire externe (5 sur 53 — Purtscher, 4 sur 46), cette comparaison ne suffit-elle pas à nous faire émettre un doute contre l'argument invoqué par les partisans de l'origine nucléaire?

De plus, la lésion du 4e ventricule ne peut point être invoquée pour expliquer les paralysies de l'oculomoteur commun, et cependant on a constaté cette paralysie en même temps que du diabète traumatique, ainsi que Schnell en relate un cas.

D'autre part, dans la thèse de Jodry, nous voyons signalée la rareté de la lésion du 4e ventricule, alors que l'on avait nettement constaté du diabète traumatique.

Dans vingt-cinq autopsies, il existait de telles lésions dans dix cas seulement, et encore, sur ces dix cas, dans trois, elles se réduisaient à un aspect congestif de l'épendyme.

Si nous laissons de côté, pour quelques instants, la question du traumatisme, ne trouvons-nous pas le diabète causé par toutes sortes de lésions non traumatiques de l'encéphale? Nous n'en voulons pour preuve que la thèse du Dr Courvoisier, à laquelle nous empruntons les lignes suivantes :

« L'expérience de Cl. Bernard vient montrer qu'on peut, avec certitude, établir une relation de cause à effet entre la glycosurie et la lésion du 4e ventricule ; dès lors, aux autopsies de diabétiques, on recherche d'une façon systématique les altérations du 4e ventricule ; les moindres changements sont notés avec soin ; on signale des vascularisations anormales, des ramollissements, de simples changements de coloration (Magendie, Luys). Bientôt le champ des recherches cliniques s'élargit. Lorsque Cl. Bernard et d'autres expérimentateurs eurent fait voir que la lésion des olives, des pédoncules cérébraux, de la protubérance peut produire le diabète artificiel aussi bien que la piqûre du quatrième ventricule.

« D'autre part, on est surpris de l'extrême rareté du diabète dans les lésions anatomiques grossières du 4e ventricule, « de la région qui, *a priori*, aurait pu passer pour le terrain par excellence du diabète » (Lépine).

« M. le professeur Lépine cite l'observation d'un jeune homme atteint de paralysie bilatérale de l'abducens sans glycosurie, et qui, à l'autopsie, avait un énorme tubercule du plancher. »

Et Courvoisier formule des conclusions qui semblent avoir échappé à ceux qui ont écrit sur la question :

« 1° Le diabète peut être le symptôme de lésions matérielles ou la conséquence d'une altération purement fonctionnelle des centres nerveux ;

« 2° Le diabète peut se manifester alors que la

lésion siège en des points de l'encéphale éloignés du bulbe. »

Si ce court aperçu sur la glycosurie et la polyurie ne nous permet point de conclure fermement que dans le cas particulier, le diabète traumatique n'est pas dû à une lésion du plancher du 4e ventricule, du moins nous paraît-il hasardé de conclure à une lésion des noyaux moteurs bulbo-protubérantiels sur la seule coexistence d'un diabète traumatique.

Ceci d'autant plus que l'étude des trajets des nerfs de l'orbite nous a permis de constater un rapport fort important ; ce rapport, c'est le voisinage du corps pituitaire et de ces nerfs dans leur trajet dans le sinus caverneux. Or, ne savons-nous pas la fréquence de la polyurie, du diabète dans l'acromégalie, cette affection en connexion avec les lésions de l'hypophyse ?

A l'appui de cette opinion, un travail tout récent du Dr Caselli est venu apporter des conclusions fermes, basées sur des expériences physiologiques. Cet auteur, faisant chez des chiens l'ablation soit de l'apophyse, soit de son lobe médian, a obtenu de la polyurie et de la glycosurie. « Ce résultat concorde, fait-il remarquer, avec ce fait d'observation clinique que la glycosurie est fréquente chez les acromégaliques porteurs d'une tumeur de la glande pituitaire, ainsi que dans les tumeurs de cette glande sans acromégalie. »

Nous n'insisterons pas davantage sur l'importance de ces rapports, mais il est facile de concevoir qu'une lésion qui atteint les nerfs de l'orbite dans leur trajet basilaire peut de même atteindre le corps pituitaire, expliquant aussi bien ces symptômes qu'une lésion bulbo-protubérantielle, d'autant mieux que, dans la plupart des cas, nous avons aussi des lésions du nerf optique (amaurose ou hémianopsie temporale bilatérale), 3 cas que nous avons déjà rapportés.

Si nous avons jeté un coup d'œil sur cette question du diabète traumatique, c'est pour répondre à un argument de moindre valeur qu'il ne semble au premier abord.

Ainsi donc, l'association des deux phénomènes : polyurie et paralysie du moteur oculaire externe, citée par quelques auteurs en faveur de l'origine nucléaire, nous semble devoir être écartée. Nous trouvons peut-être l'explication de ces deux symptômes et des lésions du nerf optique qui les accompagnent fréquemment dans une lésion basilaire. en raison des rapports étroits des nerfs moteurs avec l'hypophyse et le nerf optique.

D. Paralysie faciale — En raison des rapports des noyaux du facial inférieur et du moteur oculaire externe, la coexistence d'une paralysie de ces deux nerfs ne pouvait manquer d'être attribuée à une lésion nucléaire. C'est l'opinion qu'adopte Bourgeois (de Reims), à propos d'une observation qu'il relate, et qu'une fracture de la base nous semble bien mieux expliquer. Voici le fait : à la suite d'une pression bilatérale s'exerçant sur les régions temporales, il se produisit une paralysie des nerfs moteur oculaire externe droit et facial gauche, plus accentuée au niveau de l'orbiculaire des paupières, une légère hémorragie par l'oreille gauche avec déchirure du tympan, et une diminution de l'audition du même côté.

Cette même lésion, plus marquée au niveau du facial supérieur, nous la trouvons dans l'observation suivante du Dr Koehler :

OBSERVATION XIII

Fracture de la base du crâne. Paralysie du moteur oculaire externe droit. Amélioration. (Kœhler, *Berliner klinische Wochenschrift*, 4 mai 1891, p. 433.)

22 novembre 1890. — Un homme de trente-quatre ans fut projeté contre un mur par une explosion de gaz. Perte de connaissance.

A son entrée à l'hôpital il avait toute sa connaissance, présentait une fracture de la clavicule droite, une fracture de la mâchoire inférieure, une fracture de l'arcade zygomatique. Enfin, on constatait des signes nets de fracture de la base : écoulement de sang, puis de liquide céphalo-rachidien par l'oreille droite, paralysie faciale, surtout marquée au niveau du facial supérieur, et paralysie complète du moteur oculaire externe droit. En outre, on constate de la parésie des membres supérieur et inférieur droits.

28 novembre. — La parésie des membres a disparu, l'écoulement du liquide céphalo-rachidien a cessé. La paralysie faciale est plus marquée qu'à l'entrée.

24 décembre. — Le malade sort guéri, la paralysie du moteur oculaire externe persiste seule

22 janvier. — Cette paralysie s'améliorait et l'œil pouvait se porter jusqu'à l'angle externe.

Si l'opinion qui veut que le facial naisse de deux noyaux, l'un fournissant les fibres du facial supérieur en connexion intime avec le noyau du moteur oculaire commun, l'autre voisin du noyau du moteur oculaire externe et donnant naissance au facial inférieur, si l'opinion de Mendel est vraie, n'est-il pas étrange d'attribuer à une lésion nucléaire des faits tels que ceux que nous venons de citer, où il y avait paralysie siégeant au niveau du facial supérieur surtout et du moteur oculaire externe, et aussi des faits tels que celui de Schnell, que nous avons déjà cité et dans lequel existaient une paralysie du moteur oculaire commun, une paralysie du facial inférieur et de la polyurie?

Nous devons nous rappeler, en effet, que ces deux groupes de noyaux sont séparés par une distance correspondant à toute la hauteur de la protubérance.

Si, au contraire, c'est l'opinion de Marinesco qui est exacte, et que le noyau du facial supérieur, fusionné avec celui du facial inférieur, soit situé au voisinage de celui du moteur oculaire externe, nous ne voyons pas pour quelle raison on ferait siéger la lésion plutôt dans les noyaux que sur le tronc, dans le cas de paralysie partielle du nerf de la VIIe paire coexistant avec une paralysie du nerf de la sixième.

Nous rappellerons en faveur de l'opinion de Marinesco, les faits cliniques de paralysie centrale totale mis en évidence par Potain, Revillod, Ferré, Broardbent, Pagliere, Marinesco lui-même, ainsi que les faits d'atrophie bulbaire du noyau facial ayant amené une paralysie de tous les rameaux du nerf, cas dus à Hoffmann, Remak, Bernhardt, Fazio, Londe, etc.

En face de ces faits, nous citerons, au contraire, ceux de Jaboulay, où une section du facial, section périphérique, n'amena pas une paralysie absolue du facial supérieur.

Et encore une fois nous demandons si, raisonnablement, on peut, en raison de ce seul fait qu'il existe une paralysie du facial inférieur en même temps qu'une paralysie du moteur oculaire externe, affirmer que nous sommes en présence d'une lésion basilaire.

Dans les cas de paralysie faciale avec prédominance des lésions au niveau du facial inférieur, coïncidant avec une paralysie du nerf de la sixième paire, on a voulu rattacher ces phénomènes à une lésion bulbo-protubérantielle. Cette explication ne peut être valable en raison de la distance des noyaux, dans les cas de paralysie du moteur oculaire commun et du facial inférieur, du moteur oculaire externe et du facial supérieur, si l'hypothèse de Mendel est exacte.

Si, au contraire, c'est l'opinion de Marinesco qui est vraie, noyau unique pour le facial supérieur et le facial inférieur, situé au voisinage du noyau du moteur oculaire externe, nous n'avons aucune raison de plus en faveur d'une origine nucléaire que d'une origine basilaire, d'autant mieux que des sections du tronc nerveux n'ont pas amené une paralysie complète du facial supérieur.

2° Arguments contraires à la lésion nucléaire. — A. Connexions des noyaux. — Les connexions des divers noyaux de la région bulbo-protubérantielle sont telles, qu'il est difficile d'expliquer l'action d'une hémorragie ou d'une déchirure du plancher du 4e ventricule portant sur certains de ces noyaux sans en atteindre d'autres.

1° Comment la lésion irait-elle atteindre uniquement le noyau du moteur oculaire externe « à la manière d'une épingle », fait remarquer M. le professeur agrégé Gangolphe? Pourquoi les noyaux du moteur oculaire externe du côté opposé et du facial en connexion intime avec lui ne seraient-ils pas atteints en même temps? Les faits de paralysie coexistante du facial ne sont certes pas rares, pas plus, du reste, que ceux de paralysie bilatérale du moteur oculaire externe, mais dans la majorité des cas, il y a lésion d'autres nerfs ou d'autres signes de fracture.

De même, les rapports intimes des noyaux des nerfs d'un côté avec ceux de l'autre côté, tels que les noyaux des deux moteurs oculaires externes et ceux de la musculature interne des deux yeux ne permettent guère de croire à une lésion portant uniquement sur tous les nerfs d'un seul côté.

On ne peut guère plus attribuer à une lésion nucléaire une paralysie portant sur le moteur oculaire commun seul, en raison de la connexion de son noyau avec celui du pathétique et, si l'hypothèse de Mendel est exacte, avec celui du facial.

Ceci d'autant mieux que l'entre-croisement partiel du moteur oculaire commun et l'entre-croisement total du pathétique ne permettent guère d'accepter l'idée d'une telle lésion.

De plus, une lésion totale du trijumeau sensitif et moteur ne s'expliquerait que par une lésion fort étendue du plancher du 4e ventricule, lésion qui amènerait alors sans doute des troubles de la plupart des autres nerfs craniens.

B. Déviation conjuguée des yeux dans la lésion nucléaire du moteur oculaire externe. — Nous devons rappeler aussi les conclusions de Graux, de Gowers, de Parinaud, sur les rapports de la lésion nucléaire et de la paralysie du droit interne qui accompagne celle du droit externe du côté opposé, dans la vision binoculaire de près et de la déviation conjuguée des yeux. Ces phénomènes s'expliquent, ainsi que chacun le sait, par l'existence d'un filet anastomotique allant du noyau du moteur oculaire externe à celui du moteur oculaire commun décrit par MM. Duval et Laborde. Or, aucun des observateurs qui nous ont relaté des faits de paralysie traumatique du moteur oculaire externe, ne nous a signalé de tels phénomènes, ce qui nous paraît être un argument contre l'idée de lésion nucléaire.

C. Situation des noyaux des nerfs craniens au niveau de l'aqueduc de Sylvius et du plancher du quatrième ventricule. — Rapports des nerfs avec la base du crane. — Fréquence relative des paralysies traumatiques de ces nerfs. — M. le professeur agrégé Lagrange fait remarquer que, suivant la théorie de Duret, c'est au niveau de l'orifice si étroit de l'aqueduc de Sylvius plutôt qu'au niveau du quatrième ventricule, où le liquide céphalo-rachidien serait sous moins forte pression, que devraient porter de préférence les lésions.

« Or, le long de l'aqueduc se trouvent, ainsi que l'anatomie moderne l'a démontré, la plupart des noyaux d'origine des nerfs moteurs extrinsèques (droit interne, droit supérieur et releveur de la paupière, droit inférieur, petit oblique, grand oblique). Ce sont ces noyaux qui seraient intéressés, et les traumatismes cérébraux seraient plus souvent suivis de paralysie du moteur oculaire commun que du moteur oculaire externe, puisque le moteur externe tire son origine, à une assez grande distance de l'aqueduc, sur le plancher du quatrième ventricule. »

Il n'en est rien, et c'est, au contraire, le nerf moteur oculaire externe qui est, des nerfs de l'œil, le plus fréquemment lésé. Si, en effet, nous parcourons les diverses observations de traumatismes craniens où existe une paralysie de l'un quelconque des nerfs craniens, nous pouvons nous rendre compte que les nerfs le plus souvent atteints sont le facial, le nerf optique et le moteur oculaire externe, puis le moteur oculaire commun, et enfin l'auditif et le trijumeau.

Les faits de paralysie des autres nerfs sont fort rares. Ainsi Purtscher, sur 46 observations, ne signale, et encore fait-il des réserves sur la réalité de ces lésions, que deux cas de lésions du pneumogastrique et de l'hypoglosse.

Sonnenburg nous donne un cas de paralysie unilatérale des 2e, 5e, 6e, 9e et 10e paires. Les autres faits sont celui de John Hilton et de D. Larrey; encore, dans ce dernier cas, s'agissait-il d'un coup de lance qui, après avoir perforé l'occipital, alla léser ces nerfs.

De la rareté ou de la fréquence des lésions de ces différents nerfs, nous pouvons donner l'explication suivante :

La paralysie traumatique des nerfs craniens est d'autant plus fréquente :

1° Que leur trajet les met en rapports plus intimes avec la base ;

2° Que la région de la base avec laquelle ils sont en contact est plus souvent atteinte par des traits de fracture.

Nous avons mis en évidence, en étudiant leur trajet basilaire, les rapports intimes du nerf optique et du moteur oculaire commun avec l'apophyse clinoïde antérieure ; du moteur oculaire externe et du trijumeau avec le sommet du rocher. Chacun connait le trajet intrapétreux du facial et de l'auditif. Ne sont-ce pas là les nerfs qui ont les rapports les plus intimes avec le squelette, et aussi ceux qui sont le plus fréquemment atteints de paralysie consécutivement à un traumatisme cranien ?

Au contraire, le pathétique, qui pendant tout son trajet, se tient écarté de la base, et les nerfs des quatre dernières paires qui, protégés par une gaine arachnoïdienne, n'ont de contact avec le squelette qu'au niveau de leur issue hors du crâne, ne sont-ils pas les nerfs craniens le moins fréquemment lésés, ainsi que nous venons de le voir ?

Il semble qu'il y ait des objections à faire à cette règle :

C'est, par exemple, la rareté des cas de lésion du nerf olfactif, adhérent cependant au squelette dans la plus grande partie de son parcours. Nous ferons remarquer que l'examen de l'olfaction est impossible pratiquement chez un individu qui vient de subir un traumatisme cranien et souvent en état de coma, qu'assez rarement du reste les traits de fracture passent en ce point.

C'est aussi sur la moindre fréquence des paralysies de la VIIIe paire par rapport à celles de la VIIe que peut encore porter une objection. Comme l'examen de l'olfaction, l'examen de l'audition est impossible, dans l'immense majorité des cas, tout de suite après un traumatisme. D'autre part, le trajet intrapétreux du nerf auditif est, il ne faut pas l'oublier, moins long que celui du facial.

Mais ce que nous croyons devoir considérer comme la vraie raison de cette moindre fréquence, c'est que les traits de fracture perpendiculaires à l'axe du rocher sont plus rares que les fractures parallèles. Or, c'est par ces dernières que le facia[1] est le plus souvent lésé, dans les deuxième et troisième portions de son trajet intrapétreux ; ne trouvons-nous pas, en effet, signalée dans la plupart des cas, l'absence de paralysie de la luette et du voile du palais?

De même, la fréquence moindre des lésions du moteur oculaire commun que de l'optique nous semble être due à la même raison. Ne savons-nous pas, depuis les recherches de von Hölder, que 60 pour 100 des fractures de la voûte orbitaire irradient vers le canal optique?

Enfin, si le nerf trijumeau est moins souvent atteint que le moteur oculaire externe, c'est qu'il repose à l'endroit où passe la fracture, non sur le squelette, mais sur le tissu fibreux du trou carotidien, ses points de contact avec le rocher étant en arrière.

La règle que nous formulions plus haut nous semble démontrée, et nous concluons fermement que :

La paralysie traumatique des nerfs craniens est d'autant plus fréquente :

1° Que leur trajet les met en rapports plus intimes avec la base ;

2° Que la région de la base avec laquelle ils sont en contact est plus souvent atteinte par les traits de fracture.

D. Conclusions. — Nous avons démontré plus haut l'insuffisance des arguments en faveur de l'origine nucléaire de la paralysie des muscles de l'œil ; contre cette origine nucléaire nous pouvons invoquer plusieurs arguments.

A. — La disposition des noyaux, qui permet difficilement d'admettre une paralysie isolée du moteur oculaire externe, que la lésion devrait alors atteindre « à la manière d'une épingle » (Gargolphe) — du moteur oculaire commun en raison du chiasma des fibres oculomotrices et des connexions de son noyau avec celui du pathétique — des nerfs du côté droit sans lésion de ceux du côté gauche et réciproquement.

B. — Les phénomènes de déviation conjuguée des yeux, les phénomènes paralytiques portant à la fois sur le droit externe d'un côté et le droit interne de l'autre, correspondant aux lésions du noyau du moteur oculaire externe (Graux, Gowers, Parinaud) et que nous ne trouvons signalés dans aucune observation.

C. — Le rapport du moteur oculaire commun avec l'aqueduc de Sylvius qui, suivant la théorie de Duret, devrait être lésé plus fréquemment que le plancher du quatrième ventricule, où se trouve le noyau du moteur oculaire externe, alors que, au contraire, le moteur oculaire externe est bien plus souvent atteint que le moteur oculaire commun.

Au contraire, les rapports intimes des nerfs optiques moteur oculaire commun, moteur oculaire externe, facial, auditif et trijumeau avec la base, expliquent la fréquence de la lésion de ces nerfs, alors que les nerfs pathétique, pneumogastrique, spinal, glosso-pharyngien et hypoglosse, qui n'ont presque point de rapports avec la base, sont rarement atteints.

Enfin, la fréquence des lésions du nerf optique s'explique encore par celle des fractures du canal optique, celle de la paralysie des nerfs moteur oculaire externe et facial par celle des fractures parallèles à l'axe du rocher.

Résumant nos conclusions, nous dirons :

La paralysie traumatique des nerfs craniens est due à une lésion basilaire. Sa fréquence est en raison directe :

1° De ce que leur trajet les met en rapports plus intimes avec la base ;

2° De ce que la région de la base avec laquelle ils sont en contact est plus souvent atteinte par des traits de fracture.

§ III. PARALYSIE BASILAIRE

La conclusion que nous avons posée à la fin du chapitre précédent paraîtra sans doute un peu hasardée, ou du moins prématurée.

Nous allons, dans celui qui va suivre, essayer de la justifier et aussi de la préciser, à l'aide des nombreuses observations que nous avons étudiées.

Nous avons déjà vu qu'en 1844, Aran se prononçait

en faveur de cette idée, abandonnée pour ainsi dire depuis lui, que *la paralysie traumatique des nerfs craniens est due à une fracture de la base du crâne.* C'est seulement pendant les vingt dernières années du XIXe siècle, que l'attention des médecins a été attirée sur ces paralysies par les recherches de Panas. Depuis cette époque, divers travaux ont été publiés sur cette question, et peu à peu elle s'est élucidée. Des autopsies passées inaperçues ont été retrouvées dans la mine si riche des anciens observateurs ; d'autres nous ont été rapportées ces dernières années ; des faits aussi précis que les autopsies ont été relatés, nous apprenant à connaître la cause, le mécanisme de la lésion.

De ces paralysies musculaires, la plus fréquente, au dire des auteurs et ainsi que nous avons pu le constater nous-même, c'est celle du droit externe; c'est aussi celle qui est la mieux connue et que nous étudierons en premier lieu :

1° **Paralysie des nerfs moteur oculaire externe et trijumeau.** — Innombrables sont déjà les cas de paralysie de la sixième paire, depuis les recherches de Panas, alors qu'il y a vingt ans à peine les faits réunis dans le magnifique travail de Aran passaient inaperçus. Nombreux sont les noms des auteurs qui nous ont rapporté ces observations: Santoz Fernandez, Purtscher, Schröder, Friedenwald, Kœhler à l'étranger ; en France, Panas, Chevallereau, Gangolphe, Lagrange, Badal, Fromaget, Lapaule, Jocqs, Genouville, etc.

Parmi ces observations, il en est de deux sortes.

Dans un certain nombre, les signes de fracture sont nets, prouvés par divers symptômes; dans un autre groupe la paralysie du moteur oculaire externe est l'unique signe d'une lésion cranienne.

A. — La paralysie est due a une fracture du sommet du rocher. — L'étude du trajet du nerf moteur oculaire externe nous a appris que son rapport le plus intime avec le squelette, le seul, pouvons-nous dire, est celui qu'il contracte avec le sommet du rocher. Et, comme nous allons le constater dans cette étude, ce sont les signes de fracture de la pyramide pétreuse que nous allons rencontrer coexistant avec la paralysie de ce nerf. Ce sont ces signes que nous relevons dans l'observation qui fut l'objet d'un travail de M. le professeur agrégé Lagrange, en 1894.

Ce sont eux que nous rencontrons dans les observations ci-dessous : otorragie et hémorragie buccale ou nasale ; écoulement de sérosité par l'oreille ; paralysie faciale, des nerfs trijumeau et moteur oculaire externe ; troubles de l'audition.

OBSERVATION XIV

Fracture de la base du crâne. — Paralysie du moteur oculaire externe gauche. — Guérison. (Raugé, Congrès de chirurgie, 25 octobre 1895, p. 847, *Revue de chirurgie*, 1895, p. 901.)

Un garçon, de neuf ans et demi, tombe d'un tombereau en marche sur la région pariétale gauche, la roue lui passe sur la tête et lui produit sur le côté droit du crâne une plaie longue de 12 centimètres. Signes immédiats de fracture de la base : coma incomplet, vomissements, hémorragie par l'oreille gauche et surdité du même côté. Ces symptômes s'amendent lorsque survient une paralysie du moteur oculaire externe gauche : impotence fonctionnelle du droit externe, diplopie progressive homonyme, fausse projection, vertige oculaire, rotation de la tête à gauche. Pas de lésions du fond de l'œil, ni d'autres paralysies musculaires. Guérison au bout de deux mois.

OBSERVATION XV

Fracture de la base du crâne. Paralysie des nerfs olfactif, facial, moteur oculaire externe et trijumeau gauches. (Maissurianz, *S. Peterssburger med. Wochenschrift*, 1885, n° 2.)

Un garçon de treize ans tombe sur la chaussée, d'une hauteur de 2 mètres, entraînant dans sa chute un ballot de 200 kilogrammes, de telle sorte que sa tête est prise entre le sol du côté gauche et le ballot. Perte de connaissance, puis violents maux de tête.

Une large plaie siège au voisinage de l'oreille gauche atteignant tous les tissus jusqu'au squelette qui paraît intact.

La pupille gauche est fortement contractée, la droite en mydriase excessive, des deux côtés elles sont paresseuses.

Des hémorragies se produisent par l'oreille gauche et le nez. Ultérieurement le malade vomit du sang.

Le lendemain, on constate une paralysie totale des nerfs auditif, facial, moteur oculaire externe et olfactif gauches, et une paralysie incomplète du trijumeau du même côté.

Le malade guérit, mais les paralysies persistent.

OBSERVATION XVI

Fracture ancienne du rocher. Fuchs (Société I. R. de méd. de Vienne, 21 fév. 1890. *Mercredi méd.*, 1890, p. 96).

Une fillette, âgée actuellement de quatorze ans, est atteinte depuis l'âge de trois ans, à la suite d'un coup, de paralysie du facial et du moteur oculaire externe et d'une parésie de l'acoustique et du nerf maxillaire supérieur.

La paralysie faciale s'accompagne de lagophtalmie appréciable même quand les deux yeux sont ouverts ; il n'y a cependant pas eu d'ectropion et, quoique desséchée, la cornée ne s'altère pas.

La réunion de ces mêmes symptômes nous la trouvons encore dans les deux observations suivantes, où l'autopsie a permis de vérifier la localisation de la lésion.

OBSERVATION XVII

Coup de pistolet dans l'oreille. Fracture de la base du crâne. Lésion des nerfs moteur oculaire externe, trijumeau et facial. Autopsie (A. Bérard, *Gaz. hebd.*, 1840, p. 490. — Aran, *l. c.*, obs. XXVII.)

Un homme de soixante-quatre ans, dans une tentative de suicide, se tira à bout portant un coup de pistolet au niveau du conduit auditif droit. Issue de sang et d'esquilles par la plaie; un stylet, introduit jusqu'à une profondeur de 27 millimètres, sans rencontrer d'obstacle, fait reconnaître une fracture du rocher.

Le malade conservait toute son intelligence; il se plaignait d'une céphalalgie très vive; nausées et quelques vomissements, peau froide et pâle, pouls petit et concentré.

Paralysie de tout le côté droit de la face, paralysie du nerf moteur oculaire externe, perte de la sensibilité tactile de la moitié droite de la face, de la conjonctive, de la muqueuse olfactive et de la muqueuse linguale.

Le huitième jour, céphalalgie, agitation, délire ; hémiplégie avec hémianesthésie gauche.

Le dixième jour, mort.

Autopsie. — Fracture comminutive du rocher. Injection de la 5ᵉ paire, ses filets ramollis se déchirent facilement au niveau du bord supérieur du rocher et de la face supérieure de cet os. Le ganglion de Gasser est mou et fragile, mais les filets qui en naissent sont sains. Le nerf de la 6ᵉ paire est rouge et moins consistant que celui du côté opposé. Destruction complète du facial dans une partie de son trajet. En un point correspondant à la fracture du rocher, la substance cérébrale présente une cavité anormale contenant du pus et une balle.

OBSERVATION XVIII

Fracture du crâne avec grand fracas osseux. Lésion du trijumeau et du moteur oculaire externe. Autopsie (P. Riche, *Bull. de la Société anatomique de Paris*, 1896, p. 442).

B. G..., terrassier, cinquante-sept ans, le 13 juin 1894, entre dans le service du professeur Le Dentu, dans un état de coma incomplet. Il a eu la tête serrée entre une roue de voiture et un arbre. Ecchymose palpébrale de l'œil gauche fort marquée. Plaie au niveau du pavillon de l'oreille, plaie en arrière du pavillon, et partie antérieure de la mastoïde enfoncée. Hémorragies par le nez et les deux conduits auditifs.

15 juin. — Le gonflement des paupières, en partie disparu, permet de constater une légère protrusion de l'œil gauche. Du même côté, paralysie faciale complète et anesthésie dans le domaine du sous-orbitaire.

Dans le regard en face, ni strabisme, ni diplopie. Les mouvements de l'œil gauche sont limités dans tous les sens, impossibles en dehors. Dans le regard à gauche, il y a de la diplopie. La pupille gauche est immobile et présente un diamètre de 4 millimètres. L'acuité visuelle est considérablement diminuée de ce côté.

17 juin. — Le malade est agité, on craint une méningo-encéphalite. Par la narine gauche, il s'écoule du liquide céphalorachidien. Amélioration les jours suivants.

Plus de quinze jours après l'accident, on remarque une rougeur diffuse du côté gauche; puis kératite, hypopyon, panophtalmie, énucléation de l'œil droit. Mort le 19 juillet, trente-six jours après l'accident.

Autopsie. — Thrombose des deux sinus latéraux et des sinus caverneux. Le ganglion de Gasser est plus dur et rouge du côté gauche.

Le nerf moteur oculaire externe gauche présente un renflement hémorragique au point où il est en rapport avec le sommet du rocher et, malgré les soins mis à sa dissection, il se sépare en deux fragments.

Un trait de fracture de l'étage moyen, séparant le rocher de la grande aile du sphénoïde et de l'écaille du temporal, se continue à travers la voûte du sinus sphénoïdal. A droite, on le retrouve allant du voisinage de l'apophyse clinoïde postérieure au trou grand rond, puis semblant disparaître pour séparer en deux la grande aile du sphénoïde en passant derrière la pointe de la petite aile.

Le profil gauche est déformé par un enfoncement de la masse squelettique, y compris une portion de la mastoïde. Fracture du zygoma. Le malaire et une portion du maxillaire supérieur sont séparés du frontal, de la grande aile du sphénoide, ouvrant le sinus maxillaire. Déplacement des fragments au niveau de la fracture du plancher de l'orbite.

A gauche, l'apophyse jugulaire est détachée de l'occipital.

A droite, fissure verticale du malaire tout près de son angle externe, un trait parallèle porte sur la région temporale.

Dans ces faits, nous pouvons, en raison des symptômes divers, retracer le trajet du trait de fracture passant par le conduit auditif externe, la caisse du tympan : otorragie, écoulement de sang par la gorge et le nez, lésant le facial dans l'aqueduc de Fallope, le trijumeau et le moteur oculaire externe au niveau du sommet du rocher.

Les divers symptômes qui accompagnent la paralysie du moteur oculaire externe peuvent être moins nombreux, se réduire à un seul, l'otorragie, par exemple. Tel est le cas pour les observations suivantes :

OBSERVATION XIX (inédite).

Paralysie traumatique du moteur oculaire externe (due à l'obligeance de M. le professeur agrégé Gangolphe).

Appelé auprès du nommé L..., contre maître à l'usine de Jonage, atteint de bronchite chronique, M. le Professeur agrégé Gangolphe constate, au grand étonnement du malade, une fracture de la clavicule gauche, une fracture de côtes, une pneumonie traumatique et un strabisme externe de l'œil gauche. Le malade et son entourage affirment que cette déviation de l'œil a succédé immédiatement à un accident survenu trois semaines avant. Le sujet était tombé à la renverse de la hauteur de 2 mètres, la tête portant sur des roches ; à la suite de cette chute était survenue une hémorragie par le conduit auditif externe, et de la commotion cérébrale durant une heure ou deux.

Près d'un an après, nous avons vu le malade qui présentait toujours du strabisme.

OBSERVATION XX

Paralysie du droit externe consécutive à un traumatisme du crâne (Ginestous, *Gazette hebd. des sciences méd.*, 16 février 1898 ; *Annales d'oculistique*, 1898, t. CXX; p. 76).

Un charpentier, âgé de cinquante-sept ans, tombe le 11 octobre 1897 d'une échelle de 2^{m}50 de hauteur : hémorragie par les oreilles, la bouche, perte de connaissance, fracture de l'extrémité inférieure du radius gauche, déchirure de la lèvre supérieure, plaie contuse de la région frontale droite.

X..., reprend ses sens et constate dès ce moment qu'il voit « doubles » les objets placés à sa droite ; le trouble visuel est, depuis, resté tel, sans amélioration ni aggravation. On note une cicatrice de 3 centimètres de long, allant de la région sourcilière gauche à la racine des cheveux ; on constate à la palpation un léger enfoncement du frontal. Symptômes classiques de la paralysie du muscle droit externe ; rien autre d'anormal dans la musculature et les diverses parties des deux yeux. Aucune tare héréditaire ou acquise. Pas d'hystéro-traumatisme,

OBSERVATION XXI

Fracture de la base du crâne consécutive à un traumatisme de la région pariétale gauche. — Paralysie des nerfs moteurs oculaire externe et optique droits (Vignard, *Gazette médicale de Nantes*, 20 novembre, 1897, p. 12).

Le 3 septembre 1897, un manœuvre, âgé de cinquante-six ans, reçut un madrier sur le côté gauche du crâne, perdit connaissance, et revint à lui au bout d'une demi-heure environ. Il présentait une plaie de 3 centimètres dans la région pariétale gauche, à environ 8 centimètres au-dessus du conduit auditif, sans fracture à ce niveau.

Dans la nuit, léger écoulement de sang par l'oreille gauche.

4 septembre. — On constate une surdité complète de l'oreille gauche et du strabisme convergent droit, enfin une déviation de la pointe de la langue et de la luette à droite.

Progressivement il se produit une diminution de l'acuité visuelle à droite.

18 octobre. — La vision est abolie et le réflexe lumineux disparu, mais il n'existe pas encore de signe d'atrophie du nerf optique à l'examen ophtalmoscopique.

Nous devons cependant noter qu'il existait d'autres

signes de fracture dans le cas de Vignard ; de même dans celui que M. Ginestous a eu l'obligeance de nous communiquer, nous relevons l'abondance des hémorragies et l'existence d'un enfoncement du frontal, ce qui, joint à la fracture du radius, à la contusion violente de la région temporale, aux phénomènes marqués de commotion cérébrale, nous permet d'établir avec certitude l'existence d'une fracture.

Mais dans l'observation XIX, il n'en est pas de même. Seule, avec la paralysie du moteur oculaire externe, l'otorragie pouvait permettre à M. le professeur agrégé Gangolphe de poser le diagnostic.

Néanmoins, la réunion de ces deux symptômes nous paraît suffisante pour affirmer la fracture du rocher ; l'existence de la paralysie du moteur oculaire externe suffit à écarter l'idée d'une hémorragie due à une déchirure du tympan. Et ceci d'autant mieux qu'une autopsie déjà ancienne a permis de constater de telles lésions dans un cas absolument analogue aux précédents.

OBSERVATION XXII

Fracture de la base du crâne. Paralysie du moteur oculaire externe gauche (Jacobi, *Casuistiche Beitræge*, von Dr J. Jacobi, v. Græfe's, *Archiv.*, Bd. XIV, I, S., 147-149; Purtscher, *loc. cit.*, observ. II).

3 octobre 1866. — Un homme reçut une poutre sur le côté droit de la tête. Il perdit connaissance, saigna abondamment du nez, de la bouche et de l'oreille gauche, et eut aussitôt de l'œdème de la paupière supérieure de l'œil droit. Le lendemain il avait repris connaissance. Peu à peu l'œdème palpébral dispa-

rait ; mais lorsque le malade put ouvrir l'œil, il constata qu'il était absolument aveugle de ce côté.

11 octobre. — L'état général est bon, sauf une soif insatiable (diabète insipide).

A gauche, paralysie du moteur oculaire externe. L'amaurose de l'œil droit a disparu, et une main placée à 1 pied de distance est reconnue. Autour de la papille, quantité de taches blanches et jaunâtres, pas de troubles du côté de la papille.

18 octobre. — Céphalalgie très violente et, au bout de quelques jours, mort dans le coma.

Autopsie. — Caillot sous-dure-mérien de la région temporale; foyers suppurés en divers points de la pie-mère. De chaque côté de la selle turcique, qui, elle, est respectée, on trouve une fracture du rocher parallèle à l'axe et ayant ouvert à droite l'artère méningée moyenne. Au voisinage du sinus caverneux gauche se trouvait un caillot.

Les voûtes orbitaires et les nerfs optiques étaient intacts. Le fond de l'œil droit est parsemé d'hémorragies rétiniennes.

En est-il de même pour les cas où la paralysie du moteur oculaire externe existe isolée ; pouvons-nous affirmer dans les faits suivants la réalité de la fracture ?

OBSERVATION XXIII

Paralysie traumatique du moteur oculaire externe (Gangolphe, *Lyon médical*, 24 juin 1888).

André P..., né à Isola-Bella, demeurant rue des Trois-Pierres, 15, glacier, entre le 1er octobre 1881, salle Saint-Louis, n° 79, service de M. Létiévant. Vendredi dernier, 30 septembre, il tomba de la hauteur de 3 mètres environ, perdit connaissance et resta dans cet état pendant presque toute la nuit. Il vomit à plusieurs reprises, et même après son entrée à l'Hôtel-Dieu. Le matin il paraît avoir toute sa connaissance. Pas de symptômes de paralysie, ni de contracture du côté des membres.

Strabisme interne avec tous les signes de la paralysie du moteur oculaire externe gauche. Diplopie. Quelques douleurs dans la région orbitaire.

Il existe une bosse sanguine du volume d'un œuf de pigeon dans la région occipitale. Pas de signes appréciables de la fracture de la voûte, ni de la base.

Le malade sort complètement guéri le 20 octobre conservant seulement son strabisme. La diplopie a disparu, mais la vision est encore obscurcie par quelques nuages.

Ici pas de symptômes autres de fracture de la base que la paralysie du moteur oculaire externe, rien que des signes de commotion cérébrale. Et cependant les cas précédents ne rendent-ils pas le diagnostic probable, certain même, surtout en présence de la paralysie qui ne s'améliorait pas et ne semblait pas devoir s'améliorer ?

Mais où le doute est légitime, c'est lorsque la paralysie est fugace, lorsque la guérison est rapide ; et le diagnostic doit être réservé dans le cas de Myers, que nous rapportons ci-dessous. La paralysie disparaît au bout d'une heure, puis se reproduit vingt-quatre heures après. Peut-être devons-nous admettre l'hypothèse de tiraillement du nerf ayant entraîné les premiers symptômes paralytiques, et ultérieurement la compression de ce nerf par un caillot, qui explique mieux que toute autre cause la guérison de la paralysie consécutive.

OBSERVATION XXIV

Un cas extraordinaire de paralysie traumatique de la 6ᵉ paire droite (Myers, *Arch. of opht.*, 1898, t. XXVII, p. 177 (*Ann. d'oculistique*, 1898, t. CXIX, p. 460).

Un garçon, âgé de onze ans, est frappé en jouant, par le front d'un camarade à la région temporale droite. La douleur passée, il voit double; cette diplopie disparaît une heure plus tard, mais revient le soir suivant, vingt-quatre heures après l'accident ; elle n'a jamais été accompagnée d'aucun autre symptôme.

L'examen montre qu'il s'agit d'une paralysie simple de la 6ᵉ paire droite. Cette paralysie s'est guérie graduellement dans l'espace de quatre semaines.

Le doute ne peut exister en présence de faits probants. Une autopsie encore est venue donner une preuve irréfutable de l'opinion que nous soutenons. Ce fait est un de ceux que rapporte Aran. Chez le blessé de Robert, le seul signe de fracture de la base était une paralysie du moteur oculaire externe.

OBSERVATION XXV

Fracture de la base du crâne. Paralysie du moteur oculaire externe. Autopsie (Robert, Journal *l'Expérience*, novembre 1843 ; Aran.. *Recherches sur les fractures de la base du crâne*, obs. VI).

Le 21 mai 1843, un maçon âgé de quarante ans tomba d'une hauteur de 12 mètres sur ses pieds, qui supportaient ainsi tout l'effort de la chute. Quelques symptômes de commotion, pas de perte de connaissance ; il revint à pied chez lui et, le lendemain, reprit son travail. Le quatrième jour il commença à ressentir des douleurs aiguës dans l'oreille droite, sans aucun écoulement par cette partie, et à se plaindre d'insomnies continuelles. Trois semaines après, céphalalgie extrêmement intense. On s'aperçut pour la première fois que l'œil droit était dévié en dedans.

20 septembre. — Il est pris de délire furieux et meurt en vingt-quatre heures, quatre mois après l'accident.

Autopsie. — Les deux apophyses clinoïdes étaient séparées l'une de l'autre et de la lame carrée; le rocher droit présentait dans son tiers supérieur une fracture fort étendue et dirigée transversalement, un fragment considérable était entièrement détaché de cet os; l'arachnoïde présentait une opacité notable, plus marquée au niveau de la fracture et vers les lobes postérieurs du cerveau. Le nerf moteur oculaire externe était déchiré au niveau de la fracture — par une esquille, ajoute Purtscher dans un mémoire —. Der betreffende Abducens war durch einen Splitter an der Bruchstelle zerrissen *(Canstatt's Berichten*, 1844, t. III, p. 37).

Ainsi donc, des faits cliniques absolument probants, des autopsies on ne peut plus convaincantes nous permettent d'établir cette conclusion que le nerf moteur oculaire externe, paralysé à la suite d'un traumatisme cranien, doit sa lésion à ses rapports intimes avec la mince et fragile extrémité du rocher, qui appartient à la voûte du canal carotidien et se met en contact avec le corps du sphénoïde.

Nous devons aussi remarquer que le nerf trijumeau est parfois lésé en même temps que le moteur oculaire externe et même, ainsi que le montrent diverses observations de Chipault, de Cairon, de Scheier, la blessure du trijumeau peut exister seule ; cette paralysie peut atteindre alors soit le nerf dans sa totalité, soit quelques-unes de ses branches et, dans le cas de Scheier (*Berliner klin. Wochen.*, 1893, p. 1082), la branche motrice seule était respectée.

Cette lésion du trijumeau avec ou sans paralysie du moteur oculaire externe trouve son explication dans la fracture du rocher, et Cras et Cairon ont constaté dans quelques autopsies, en même temps qu'une fracture du rocher parallèle à l'axe, la présence d'une esquille lésant soit l'un, soit l'autre des nerfs, soit les deux nerfs à la fois.

Est-ce à dire que la lésion du nerf soit due à la fracture elle-même, à une esquille comprimant ou ayant sectionné le nerf? Certes, cette hypothèse est fort admissible. Quelle autre explication plus rationnelle pouvons-nous donner de ces paralysies qui se produisent à la suite d'un traumatisme et qui ne guérissent jamais?

Mais, à côté de ces faits, il en est d'autres où la paralysie, apparue plus ou moins tôt après l'accident, disparaît soit rapidement, soit peu à peu. Ici l'explication précédente n'est plus de mise, et nous en devons chercher une autre. La plus plausible dans ce cas-là c'est celle d'un épanchement sanguin comprimant le nerf et qui se résorberait progressivement. C'est celle qui semble le plus en rapport avec la marche de l'affection, c'est celle qui explique le mieux la guérison.

Si maintenant nous demandons à l'anatomie pathologique des faits qui puissent vérifier nos hypothèses, voici quels sont les résultats.

Sur cinq autopsies : au niveau de la fracture, on trouvait trois fois le nerf moteur oculaire externe comprimé par un caillot, une fois un abcès cérébral contenant une balle était situé au voisinage du nerf, une autre fois le nerf était rompu. A propos de ce dernier cas, une version dit qu'il était rompu par une esquille : « Der betreffende Abducens war durch einen Splitter an der Bruchstelle zerrissen. »

Dans les cinq cas la lésion du nerf doit être formellement rapportée à la fracture.

Il est un autre ordre de faits qui ne peuvent s'expliquer que par une fracture du rocher. Tel est le cas de Raugé, où le diagnostic de fracture de la base, porté d'après divers signes, fut confirmé après un mois par l'apparition de la paralysie du moteur oculaire externe. De même pour celui de Friedenwald, où la paralysie n'apparut qu'au bout de trois semaines. Mais le plus curieux est celui que communiqua Chibret au Congrès d'Edimbourg ; la paralysie double de la sixième paire ne se produisit que trois mois après un traumatisme bipolaire.

Seule la production d'un cal au niveau de la fracture, si peu volumineux soit-il, en raison des rapports du squelette et du trait de fracture avec le nerf moteur oculaire externe, permet d'expliquer l'apparition de la paralysie tardive. Il ne peut être en effet question de phénomènes de méningo-encéphalite, dans aucune de ces observations nous ne trouvons de tels symptômes.

Ainsi donc nous aboutissons à la conclusion que posait notre maître M. le professeur agrégé Gangolphe en 1888 :

Tout individu présentant une paralysie du moteur oculaire externe consécutive à un traumatisme du crâne, doit être considéré comme atteint d'une fracture de la base intéressant le sommet du rocher ; cette conclusion, nous la répéterons en l'étendant aux paralysies du trijumeau portant sur le nerf en totalité ou sur la plus grande partie de ses branches.

B. Mécanisme de la fracture du sommet du rocher. — Ayant établi qu'un individu porteur d'une paralysie du moteur oculaire externe ou du trijumeau est atteint de fracture de la base, et plus particulièrement du sommet du rocher, il nous faut rechercher la pathogénie de cette fracture.

Deux opinions sur le mécanisme qui la produit se trouvent en présence.

a) Celle de Felizet qui l'attribue à l'arrachement de cette mince lamelle osseuse par le ligament pétro-occipital.

b) Celle de Panas qui invoque le tassement du sommet du rocher sur l'apophyse basilaire du sphénoïde.

a) *Théorie de Felizet.*

« Le rocher est en rapport avec l'apophyse basilaire par une surface obliquement dirigée en arrière et en bas, direction qui n'a pas suffisamment arrêté l'attention des auteurs, et, d'autre part, les trousseaux fibreux qui rattachent cette portion du temporal à l'apophyse basilaire sont tellement lâches que l'on ne saurait, ainsi que l'ont montré MM. Trélat et Richet, les regarder comme les éléments d'une suture ; cette direction des surfaces, cette laxité du ligament fibreux sont des conditions éminemment favorables à un mouvement de rotation en arrière suivant le plan horizontal.

« Mais un fait remarquable, c'est que ce ligament

pétro-basilaire n'est pas également lâche sur tous les points ; à sa partie antéro-supérieure, contre le trou déchiré antérieur, ce ligament est extrêmement solide, les fibres en sont courtes, et serrées autour de la pointe du rocher, qui repose presque directement sur une petite excavation de l'occipital. On conçoit aisément que si la pointe du rocher est aussi fermement fixée à l'apophyse basilaire par cette excavation qui la coiffe et ces fibres courtes qui la maintiennent, cette pointe ne participe pas aisément à la rotation de la pyramide. Nous avons vu, et l'on verra en y prenant garde, que dans un grand nombre de fractures parallèles à l'axe du rocher, la pointe de cette apophyse est détachée sur une étendue de 3 millimètres environ ; cette étendue des 3 millimètres détachés représente précisément la longueur de la partie fixe du ligament pétro-basilaire. » (Felizet, *loc. cit*, p. 109.)

Connaissant ces données anatomiques, il est aisé de concevoir qu'une violence s'exerçant sur les régions latérales du crâne et redressant leur courbure horizontale, écartant les deux piliers latéraux antérieur et postérieur, en même temps qu'elle produit une fracture parallèle du rocher, entraîne l'arrachement de son sommet. Nous avons vu, en effet, que les fibres antérieures du ligament pétrobasilaire, les plus solides, sont aussi les plus courtes, les plus serrées, c'est sur elles que portera surtout l'action du mouvement de rotation du rocher ; moins résistante qu'elles, l'extrême pointe de la pyramide pétreuse sur laquelle elles s'insèrent, cède, et la fracture est ainsi produite.

b) *Théorie de Panas.* — Pour Panas, cette fracture

serait due à l'écrasement du sommet du rocher contre le corps du sphénoïde. Cette théorie s'explique fort bien, vu l'engrainement du sommet du rocher avec l'apophyse basilaire du sphénoïde. De plus, la direction de la surface articulaire dirigée en arrière et en bas est une nouvelle cause de fracture.

« Soit une force appliquée au niveau du bord postérieur du rocher, venant d'un choc sur la région occipitale, ou d'un tassement au niveau des condyles ; l'arc-boutant occipital est fixé, l'arc-boutant pétreux est projeté en avant, la pointe appliquée contre l'apophyse basilaire. Si la force est peu considérable, le trait de fracture suit la suture pétro-occipitale et va se terminer au trou déchiré postérieur, *décapitant quelquefois le sommet du rocher*. Si la force est plus violente, la base du rocher, faisant corps avec la portion pétreuse résistante, porte à faux, par suite de sa direction oblique, comme Richet l'a montré, sur la portion faible du rocher fixée à l'apophyse basilaire ; c'est la portion la plus faible qui cédera, celle qui répond au point de rencontre de la caisse, de l'oreille interne, du canal carotidien ; la fracture perpendiculaire est constituée.

« Si la force est plus considérable encore, le rocher porté plus en avant encore, la fracture sera plus près de sa base, au niveau de la réunion avec la portion mastoïdienne ; la fracture gagnera le point faible, signalé plus haut, et aura, par conséquent, une direction oblique ; c'est le mécanisme de la fracture oblique du rocher.

« Dans les deux cas, il est rare que le sommet du rocher ne soit, ou brisé contre l'apophyse basilaire ou arraché par le ligament pétro-basilaire. » (Patel.)

Nous venons de voir que si la force est peu considérable, le traumatisme se borne à décapiter le rocher, grâce à la direction que nous avons relevée plus haut de la surface articulaire.

De tels faits ne permettent-ils pas d'expliquer par une fracture les cas où la paralysie du moteur oculaire externe ou du trijumeau existe seule ? On se trouve sans doute en présence d'une fracture isolée du sommet du rocher dans le cas d'Armaignac que nous rapportons ci-dessous, les conditions sont en effet les mêmes que celles où nous avons vu se produire l'éclatement du sommet.

OBSERVATION XXVI

Paralysie du moteur oculaire externe à la suite d'une contusion de l'apophyse mastoïde (Armaignac, *Journal de médecine de Bordeaux*, 9 mai 1895).

Un enfant de quinze ans, à la suite d'une chute, présente immédiatement du strabisme interne de l'œil gauche. Au cours de sa chute, il s'est fait une plaie de la région mastoïdienne gauche. La face externe de la mastoïde a en effet violemment porté contre la crête du tibia d'un camarade. Le lendemain, on constatait du strabisme convergent sans aucun autre trouble que de la diplopie et une légère douleur au fond de l'orbite. Traitement par l'électrisation et guérison.

Contrairement à l'opinion d'Armaignac, nous croyons avec Lor qu'il y a fracture. La guérison de la paralysie n'est nullement une preuve contre elle ; dans le cas de Genouville, où la paralysie avait disparu momentanément, l'autopsie a constaté l'existence d'un fragment osseux correspondant au point classique depuis les travaux de Panas, au point où le moteur oculaire externe est au contact du squelette. On concevra que dans ce cas particulier, ainsi que le fait remarquer Lor, la violence fût suffisante pour produire cet éclatement du sommet du rocher; nous venons de voir du reste que cette violence n'a pas besoin d'être bien considérable — si l'on se rappelle que la base du crâne n'est pas le moins du monde élastique. Les conditions sont fort différentes en effet au niveau de la voûte et de la base. Dans le premier cas, un facteur important de la résistance du crâne est mis en jeu, l'élasticité du squelette ; dans le second, au contraire, la force n'a été en rien diminuée, et un traumatisme, insignifiant au niveau de la voûte, peut être suffisant au niveau de la base pour entraîner une fracture du rocher.

Enfin, il nous semble bon de rappeler que nous avons affaire, dans un grand nombre de cas, à un traumatisme bipolaire. Le crâne est comprimé entre deux corps, entre le sol et un objet volumineux, etc., qui prennent contact avec lui par une large surface. Rarement, dans ce cas, on a constaté une fracture de la voûte, protégée sans doute par son élasticité, tandis que la base est le siège d'une fracture unilatérale ou bilatérale, atteignant un seul des moteurs oculaires externes ou bien les deux. Parfois la paralysie de ces deux nerfs reste le seul signe de fracture de la base, comme dans le cas de Chibret. Ne nous trouvons-nous pas alors en présence d'une fracture commençant par la région centrale de la base, telles que celles constatées par Braquehaye et Laubie, et non en présence d'une fracture irradiée, suivant la théorie d'Aran ? Cette fracture, primitivemen basilaire, ces auteurs l'ont vue se produire sous leurs yeux au cours de leurs expériences.

N'avons-nous pas là une preuve formelle que la fracture du sommet du rocher peut être isolée et qu'il n'est point besoin d'aller rechercher une origine nucléaire pour expliquer la paralysie bilatérale de l'abducens?

La fracture du sommet du rocher s'explique donc par deux mécanismes fort analogues :

a) Arrachement par le ligament pétro-basilaire dans les traumatismes de l'étage moyen (Felizet);

b) Ecrasement contre l'apophyse basilaire dans les traumatismes portant sur l'apophyse mastoïde et l'étage postérieur (Panas);

c) Cette fracture du sommet du rocher a pu se produire aussi par enfoncement de l'apophyse basilaire et des parties squelettiques environnantes par la colonne vertébrale, dans le cas de chute, soit sur le sommet du crâne, soit sur le bassin ou les pieds.

Nous n'avons, jusqu'à présent, recueilli aucun cas de paralysie du moteur oculaire externe qui puisse être attribuée à ce dernier mode de traumatisme. Mais la fracture bilatérale du sommet du rocher, ainsi produite, a pu être relevée à propos du cas de Nélaton-Sappey. Il s'agit d'un exophtalmos pulsatile gauche, avec paralysie faciale, consécutif à une fracture de la base. L'observation signale qu'au début on constata du strabisme qui disparut ultérieurement, mais malheureusement ne spécifie pas le sens de la déviation oculaire. L'autopsie permit de constater une fracture de l'apophyse basilaire et des sommets des deux rochers.

d) La fracture du sommet du rocher et la paralysie consécutive du moteur oculaire externe peuvent survenir par un quatrième mécanisme, par l'irradiation d'une fracture de l'étage antérieur à l'étage moyen, à la suite de traumatisme frontal.

Tel est le cas rapporté par Genouville, dont l'autopsie est si concluante.

OBSERVATION XXVII

Fracture de la base du crâne. Paralysie du nerf moteur oculaire externe. Autopsie. (Genouville, *Archives d'ophtalmologie*, 1893, p. 65.)

Dans la nui [illegible] 30 au 31 juillet 1892, un homme âgé de quarante-sept ans est apporté sans connaissance dans le service du professeur Le Dentu.

31 juillet. — État de prostration considérable, plaie en séton de la région temporale droite produite par une petite balle de revolver, n'ayant pas intéressé la boîte osseuse. Plaie interne au niveau du sourcil droit.

Paralysie du moteur oculaire externe gauche. Écoulement de sérosité par le nez.

Ecchymose de l'abdomen au-dessous et à droite de l'ombilic.

1er août. — La paralysie du moteur oculaire externe persiste toujours ; l'écoulement de sérosité a cessé. Le malade n'a pas repris connaissance.

3 août. — L'état est meilleur, la paralysie du moteur oculaire externe semble avoir disparu. L'intelligence est un peu revenue.

4 août. — Le strabisme a disparu. La femme du malade affirme qu'il ne louchait pas avant l'accident.

5 août. — L'état général est moins bon, respiration courte, pouls rapide, fréquent. Le strabisme reparaît.

6 août. — Torpeur accusée. Pouls fréquent, filiforme. Le strabisme a encore disparu. Mort le soir à 10 heures.

Autopsie. — On trouve une péritonite généralisée, due à une déchirure de l'intestin correspondant au point contusionné de l'abdomen ; une enquête a prouvé que ce traumatisme était dû à une balle de revolver.

Traits de fracture multiples du frontal. Sur la base du crâne le massif de l'ethmoïde est circonscrit par deux traits de fracture se rejoignant en avant et en arrière, et allant se perdre à gauche sur le bord supérieur de la fente sphénoïdale. Celui de droite, gagnant le canal optique, traverse transversalement la selle turcique, atteint le trou déchiré antérieur gauche, et suit le bord antérieur du rocher jusqu'au niveau de la caisse du tympan.

Fait intéressant, le sommet du rocher a été atteint et une esquille est détachée, mais non déplacée, au niveau du point où passe le nerf moteur oculaire externe. Celui-ci n'est pas lésé mais est englobé dans un caillot.

Ce cas est on ne peut plus caractéristique, on ne plus probant en faveur de ce facteur si important qu'est la direction de la force vulnérante. Nous voyons, en effet, une fracture de l'étage antérieur s'irradier à l'étage moyen, franchir la selle turcique et suivre une direction parallèle à l'axe du rocher, dont elle détache le sommet. Il nous est aussi une preuve qu'un traumatisme de la face peut causer une paralysie du moteur oculaire externe, due à la fracture du sommet du rocher, et il nous permet d'expliquer le fait que nous rapportons plus loin dans une observation que nous devons à l'obligeance de M. le professeur agrégé Lagrange, où, à la suite d'un coup de pied de cheval dans la région sous-orbitaire, survint une telle paralysie.

Un autre exemple de ce mode de fracture du sommet du rocher et de paralysie du moteur oculaire externe nous semble exister dans le cas suivant :

OBSERVATION XXVIII

Fracture grave des os de la face et de la base du crâne. Amaurose et paralysie du moteur oculaire externe et du nerf maxillaire supérieur droit. (De la Personne et Le Fort, *Revue médicale*, 1er août 1900, p. 65.)

Th. D..., mineur, vingt-six ans, est pris le 4 septembre 1899 sous un éboulement; projeté face contre terre, sa tête est prise sous une lourde pierre. Pas de perte de connaissance.

Plaies multiples du cuir chevelu à la région occipitale. La face est le siège de graves lésions, les os propres du nez, les maxillaires supérieurs et l'os malaire droit étaient détachés des autres os et de la base du crâne. Guérison rapide, en un mois environ, laissant une difformité considérable, manifeste surtout au niveau de l'orbite droit.

11 mai 1900. — En outre de cicatrices du cuir chevelu, de la déformation énorme de la face, on relève des signes de fracture consolidée, au niveau de l'angle interne du sourcil. Une paralysie faciale fort légère du côté droit, accentue la déformation; cette paralysie serait d'origine périphérique et non intracranienne.

La fente palpébrale droite est déviée en dehors et en bas, et très réduite. L'angle externe est le siège d'un symblépharon.

L'œil droit est fortement dévié en dedans, en strabisme interne, la cornée se dissimulant dans l'angle. Il est impossible au malade de faire bouger l'œil de sa position interne; les mouvements en haut et en bas sont en partie conservés; il existe donc une paralysie absolue du droit externe. Cet œil est en outre le siège d'une amaurose par atrophie de la papille, sans doute; il est malheureusement impossible d'arriver sur celle-ci à l'examen ophtalmoscopique. De plus, on constate de la diminution de la sensibilité dans le domaine du sous-orbitaire droit.

14 mai. — Restauration de l'orbite et de la fente orbitaire, autoplastie par glissement. Guérison au bout de dix jours,

27 juin. — L'aspect extérieur est très amélioré, les résultats très satisfaisants.

Nous pouvons donc poser la conclusion suivante :

De même que l'étude des signes cliniques, l'étude des divers modes de traumatismes qui amènent la fracture du sommet du rocher et qui sont aussi la cause de la paralysie des moteur oculaire externe et trijumeau vient confirmer l'hypothèse que nous avions émise d'après les rapports du squelette et de ces nerfs

Les paralysies traumatiques des nerfs moteur oculaire externe et trijumeau sont dues à la fracture du sommet du rocher.

2° Paralysie du moteur oculaire commun et ophtalmoplégie. — A. LA PARALYSIE DU MOTEUR OCULAIRE COMMUN ET L'OPHTALMOPLÉGIE TRAUMATIQUES SONT DUES A UNE LÉSION PORTANT AU NIVEAU DE LA FENTE SPHÉNOIDALE. — Moins fréquentes à la suite de traumatismes craniens que les paralysies du moteur oculaire externe, les paralysies du moteur oculaire commun sont aussi moins bien connues.

Comme les paralysies du moteur oculaire externe, nous l'avons déjà démontré, on doit les attribuer à une lésion basilaire.

Limitée au moteur oculaire commun ou atteignant

d'autres nerfs craniens, la paralysie peut porter sur tous les muscles innervés par la troisième paire ou n'en frapper qu'un certain nombre, et, dans ce dernier cas, le diagnostic peut être difficile à faire avec les paralysies d'origine orbitaire.

Ainsi que nous le verrons et que le fait remarquer Lépine, c'est à la suite de traumatismes des régions périorbitaires qu'elles surviennent le plus fréquemment. Nous constatons ce fait, entre autres, dans l'observation que nous devons à l'obligeance de M. le médecin principal Eude, et que nous rapportons plus loin. C'est aussi à la suite de traumatismes portant sur la partie antérieure de la région temporale que nous les voyons se produire.

Ce sont ces mêmes traumatismes qui causent l'amaurose, l'atrophie du nerf optique, et, dans un certain nombre de cas, la lésion de ce nerf accompagne la paralysie du moteur oculaire commun. Nous n'en voulons pour preuve que l'observation de M. le médecin-major Rioblanc, que nous avons rapportée plus haut, et l'observation suivante :

OBSERVATION XXIX

Fracture de la base du crâne (Lor, *L. c.*, *J. médical de Bruxelles*, 21 janvier 1897; obs. I).

Un terrassier, âgé de vingt-neuf ans, a la tête comprimée entre un wagonnet et un tronc d'arbre. Perte de connaissance pendant quelques heures. Plaie contuse au niveau du tiers externe du sourcil droit, paupières boursouflées fermant complètement l'œil.

Trois semaines après, environ, on constate une cicatrice linéaire au niveau du sourcil droit; immédiatement en dehors de celle-ci, le bord orbitaire supérieur est déprimé, ainsi que la région temporale droite, jusqu'au milieu d'une ligne tirée de la queue du sourcil à l'oreille.

A l'œil droit : amaurose, ptosis complet, ophtalmoplégie complète et totale, le globe est absolument immobile et en strabisme divergent, pupille fixe et dilatée moyennement.

Diminution de la sensibilité dans le domaine du trijumeau, au début l'anesthésie était complète.

A part l'atrophie du nerf optique, les diverses paralysies avaient disparu.

Or, il est un point où ces deux nerfs sont presque en contact, séparés par une mince lamelle osseuse, l'un passant par le trou optique, l'autre par la partie la plus large de la fente sphénoïdale. C'est justement en ce point, et en ce seul point, que le moteur oculaire commun se met en rapport avec le squelette, non point avec la lèvre inférieure de la fente sphénoïdale, comme l'écrit Lépine, mais avec son bord supérieur, comme le fait remarquer Lor, avec l'apophyse clinoïde antérieure.

Si de ces faits : traumatismes agissant sur l'étage antérieur, fréquence de la lésion concomitante du nerf optique, rapports de ce nerf avec le moteur oculaire commun et de ces deux nerfs avec l'apophyse clinoïde antérieure, nous rapprochons les résultats des observations et expériences de Felizet, à savoir que fréquemment le trait de fracture de la voûte orbitaire se bifurque, atteignant le canal optique et la fente sphénoïdale et détachant l'apophyse clinoïde, nous sommes naturellement amenés à conclure en faveur d'une lésion atteignant le moteur commun au niveau de la fente sphénoïdale, en faveur d'une fracture de la lèvre supérieure de celle-ci.

Une nouvelle preuve de cette localisation nous permet de poser ce diagnostic, de placer la lésion au niveau de la fente sphénoïdale, c'est la paralysie concomitante des autres nerfs qui passent par cette fente. Tel est le cas si typique de Guedes de Mello, dans lequel outre une ophtalmoplégie incomplète et l'anesthésie dans le domaine du nerf ophtalmique, existait une atrophie optique.

OBSERVATION XXX

Guedes de Mello (Société de médecine de Rio-Janeiro, 13 décembre 1892; *Atrophie optique post-traumatique*, Verdelet et Aubaret, p. 9).

Un matelot reçut un coup de parapluie sur le front au niveau du tiers moyen du rebord orbitaire gauche. Pas de symptômes cérébraux. Il existait un ptosis incomplet. Paralysie incomplète de l'élévateur de la paupière supérieure. Anesthésie de la peau du front, paralysie du droit externe, du droit supérieur, du droit inférieur et du petit oblique. La papille devint blanche et atrophique.

La fracture avait dans ce cas, non seulement provoqué des lésions du nerf optique, mais aussi des lésions des 3e, 5e et 6e paires.

C'est aussi l'ensemble de ces symptômes qui permit à Hirschfeld de préciser le lieu où siégeait la lésion, et de vérifier, scalpel en main, l'exactitude de son diagnostic, la mort de la malade étant survenue à la suite d'un érysipèle.

OBSERVATION XXXI

Traumatisme cranien. Anévrisme artério-veineux de la carotide interne et du sinus caverneux. Ophtalmoplégie totale et paralysie du nerf ophtalmique de Willis. (Hirschfeld, *Comptes rendus de la Soc. de Biologie, 1858, in* thèse Delens, p. 75.)

7 janvier 1858. — Une femme de soixante-douze ans entre dans le service de Hirschfeld. Deux mois auparavant, elle avait fait une chute, au cours de laquelle elle s'était fait une plaie au niveau de la racine du nez.

Un mois plus tard, sans aucun phénomène précurseur, la malade ne put relever la paupière supérieure, et le globe de l'œil resta complètement immobile et porté un peu en avant. Il y eut en outre anesthésie dans le domaine du nerf ophtalmique.

8 janvier. — Hirschfeld porte le diagnostic de tumeur peu étendue, comprimant les nerfs au niveau de la fente sphénoïdale ou du sommet de l'orbite. La première des deux hypothèses paraissait la plus probable en l'absence de troubles de la vision. Probablement épanchement de sang comprimant les nerfs avant leur entrée dans l'orbite.

17 janvier. — Mort à la suite d'un érysipèle de la face.

Autopsie. — Au niveau de la fente sphénoïdale gauche et pénétrant dans le sinus caverneux, apparaît un très léger soulèvement de la dure-mère, qui, n'eût été la présomption de siège donnée par le diagnostic, aurait certainement échappé à l'observation.

La paroi du sinus caverneux étant enlevée, on découvre un caillot sanguin du volume d'une grosse amande, de consistance molle, de couleur lie de vin. Placée entre le caillot et la dure-mère, la branche ophtalmique de Willis était comprimée, ce qui rend compte de l'anesthésie observée. Les nerfs moteurs étaien englobés dans le caillot.

Au milieu de son trajet, l'artère présentait un petit orifice qui la faisait communiquer avec le sinus.

Les mêmes symptômes, nous les retrouvons dans l'observation suivante, où la fracture de la base est de toute évidence, et qui serait venue donner cette preuve irréfutable que nous ne pouvons fournir en raison de l'absence d'autopsie.

OBSERVATION XXXII (inédite).

Ophtalmoplégie totale de l'œil gauche et paralysie du nerf facial gauche consécutives à un traumatisme cranien. (Communiquée par M. le Dr Guérin, élève à l'E. S. S. M. Due à l'obligeance de M. le Dr Raymond, professeur de médecine opératoire, chirurgien de l'Hôpital de Limoges.)

Le nommé B. Antoine, charretier, âgé de quarante-huit ans, est apporté, dans la nuit du 4 au 5 octobre 1899, en état de commotion cérébrale, ne présentant aucune trace de sensibilité. De temps en temps une expiration bruyante expulse des mucosités.

Aucun renseignement ne peut être fourni au sujet de l'accident, si ce n'est que le malade étant en état d'ivresse aurait roulé sous les pieds de son cheval et été piétiné, la charrette étant, du reste, arrêtée.

L'examen du malade, en dehors d'une contusion violente de la face, surtout du côté, gauche permet de reconnaître :

1° Au maxillaire inférieur, un trait de fracture vertical passant à 15 millimètres de la symphyse mentonnière du côté droit; un second trait horizontal intéresse la branche montante au niveau de l'épine de Spix.

2° Au maxillaire supérieur droit, un trait de fracture passant entre la première molaire et la canine et remontant jusqu'au malaire.

3° Une violente contusion de la fosse temporale droite, peut-être une fracture de l'arcade zygomatique.

De l'oreille gauche s'écoule abondamment un liquide sanguinolent, qu'une analyse ultérieure a reconnu être du liquide céphalo-rachidien.

Le côté gauche de la face présente tous les signes d'une paralysie du nerf facial.

Les yeux, surtout l'œil gauche, sont immobiles et ne réagissent ni à la lumière, ni à l'accommodation.

Désinfection au chloral des cavités nasale, buccale et du conduit auditif. Désinfection intestinale. Immobilisation de la fracture du maxillaire supérieur avec un fil d'argent en 8 de chiffre autour des dents.

Le 6 octobre, le malade semble recouvrer ses sens, articule quelques mots, demande à boire, manifeste de la douleur à la pression au niveau des fractures, mais ne peut fournir aucun renseignement sur l'accident. Toutefois, trois phénomènes persistent.

1° L'écoulement du liquide céphalo-rachidien;

2° La parésie faciale du côté gauche ;

3° L'immobilité de l'œil qui est absolument figé dans l'orbite. Toute la musculature externe semble prise. La pupille paraît réagir quelque peu à la lumière; mais quant à l'accommodation, l'examen ne donne aucun résultat bien net.

Le tonus de l'œil paraît diminué.

Pas de suffusion sous-conjonctivale; la paupière supérieure œdématiée recouvre en grande partie le globe oculaire,

Même traitement.

7 octobre. — Légère amélioration, le malade a pu reconnaître les siens.

L'écoulement auriculaire persiste. Les phénomènes paralytiques restent les mêmes du côté de l'œil.

Le malade évacue volontairement.

8 octobre. — Le malade a été très agité la nuit : dans la

soirée du 7, il a une brusque élévation de température : 40 degrés : le malade souffre de la tête ; les phénomènes de méningo-encéphalite s'accusent. La température se maintient à 40 degrés. Glace sur la tête, quinine et salol.

Le malade meurt dans la nuit. L'autopsie ne peut être faite, le corps ayant été réclamé par la famille.

Ce sont ces mêmes symptômes aussi qui existaient dans le cas rapporté par Despeignes et Meurer (*Prov. médicale*, 23 août 1890) où une atrophie de la papille, accompagnée d'ophtalmoplégie totale, se produisit à la suite d'un traumatisme de la portion externe du rebord orbitaire supérieur.

Le nerf pathétique peut échapper à la paralysie, alors que les moteurs oculaire commun et externe sont atteints, comme dans une observation rapportée par M. le professeur Badal, et objet d'une communication de Fromagét en 1894, observation que nous avons déjà citée en étudiant l'ophtalmoplégie extrinsèque; ceci s'explique fort bien par la différence des rapports du pathétique et des autres nerfs, le pathétique s'étant porté en dehors, vers la partie moyenne de la fente sphénoïdale, tandis que les nerfs moteur oculaire commun et moteur oculaire externe restent accolés à la paroi interne de la fente.

« S'il est vrai, écrit Lépine, qu'une fracture de la base peut produire une paralysie partielle de la troisième paire, il n'en est pas moins vrai également que les paralysies de ce genre s'expliquent mieux par une lésion de l'orbite.

« Quand le trait de fracture intéresse le plancher de l'orbite, et la chose est fréquente puisque Hasner (*Soc.*

d'opht. de Heidelberg, 1879) a rencontré ce fait 80 fois sur 88 fractures de la base examinées au hasard, la branche inférieure de l'oculo-moteur commun peut être lésée à l'exclusion de la branche supérieure. »

Que la paralysie soit limitée à la branche supérieure ou à la branche inférieure, il n'en est pas moins vrai que l'opinion de Lépine nous semble fort exagérée, sinon entachée d'erreur; rappelons-nous en effet l'anatomie de l'orbite : nous voyons tous les nerfs moteurs, sauf le pathétique, pénétrer dans l'anneau de Zinn, et cheminer ensuite dans le cône protecteur que leur forment les muscles. Ne nous occupons pas du nerf moteur oculaire externe, lequel pénètre par sa face interne dans l'épaisseur du droit externe, et considérons seulement le moteur oculaire commun. Celui-ci s'est divisé, avant de pénétrer dans la fente sphénoïdale, en deux branches : la branche supérieure chemine le long de la face profonde du droit supérieur, et ayant par son rameau inférieur innervé ce muscle, donne un rameau supérieur qui pénètre le releveur de la paupière par sa face profonde aussi — la branche inférieure et ses divers rameaux cheminent eux aussi sur la face profonde des muscles voisins, droits interne et inférieur. N'oublions pas de plus qu'un épais matelas adipeux protège les nerfs du côté des parois orbitaires. Et dès lors ne semble-il pas probable que la lésion des branches du moteur oculaire commun se fait au point où rien ne les isole du squelette, au niveau de la fente sphénoïdale?

C'est donc à une lésion siégeant au niveau de la fente sphénoïdale que nous pouvons rattacher la paralysie du moteur commun consécutive à un traumatisme cranien. Cette paralysie peut atteindre toutes les branches du nerf ou simplement un certain nombre d'entre elles et nous rappellerons ici que la musculature extrinsèque peut être atteinte seule, la musculature extrinsèque étant respectée.

C'est aussi par une lésion siégeant au niveau de la fente sphénoïdale que nous expliquerons le fait suivant.

OBSERVATION XXXIII

Fracture de la base du crane. Paralysie de la 3e paire droite.
(Due à l'obligeance de M. le Dr Niclot, médecin-major de l'armée, répétiteur à l'École du Service de santé militaire).

M. G..., vétérinaire militaire, à une arrivée de rallye, son cheval ayant fait panache, fut projeté sur le sol, reçut probablement l'animal sur le dos et perdit connaissance.

Pendant trente-six heures, le blessé est dans un état semi-comateux. Il présente des contusions à la tête et une forte plaie aux lèvres. Laissé pendant huit jours dans l'obscurité, il divague peu, reconnaissant les personnes qui viennent le voir. « Mais, dit-il, il est suffisant qu'on se voile la figure, pour que je ne me souvienne plus avec qui j'étais. » Pendant longtemps M. G... a eu du strabisme externe du côté droit et se plaignait de diplopie.

Depuis, le strabisme a disparu, mais la diplopie persiste, de telle sorte que le blessé a contracté l'habitude de fermer cet œil. De plus, l'acuité visuelle est très faible de ce côté. Enfin, M. G... nous signale un trouble de l'accommodation, la micropsie. « Si je ne regarde qu'avec mon œil lésé, les objets me paraissent plus petits et plus éloignés », dit-il. Il se plaint de douleurs très vives dans les yeux, mais surtout du côté malade, qui pleure facilement. L'état général est d'ailleurs excellent. Seule la mémoire est très affaiblie, dans la proportion de 80 pour 100.

Est-ce à dire que nous puissions affirmer l'existence d'une fracture? Certainement non, mais il est fort probable que telle était la cause de la paralysie, d'autant mieux que la violence a porté sur la face.

Il en est probablement de même, pour le malade dont notre excellent ami, M. le médecin-major Michaud, a bien voulu nous communiquer l'observation.

OBSERVATION XXXIV (inédite).

Ophtalmoplégie traumatique. (Due à l'obligeance de M. le médecin-major H. Michaud.)

F... Guillaume, maçon, âgé de quarante-trois ans, est doué d'une bonne santé habituelle; il n'est point alcoolique, il n'a pas eu la syphilis; il se présente, dans le courant d'avril 1899, à la clinique du Dr Chibret, un mois après une chute sur la tête d'une hauteur de 3m50.

Immédiatement après la chute, le malade perd connaissance. Il ne se produit pas d'hémorragie nasale ni auriculaire. Aussitôt après la reprise de l'usage de ses sens, le malade raconte qu'il voit double et que son œil gauche est gêné dans ses mouvements. Depuis un mois, cet état ne s'est pas modifié sensiblement. A l'examen, on constate du côté de l'œil gauche un ptosis incomplet et une déviation du globe oculaire en haut et en dehors, avec mydriase. L'accommodation pour les points rapprochés ne peut se faire. L'acuité visuelle est réduite à 1/3. L'examen fonctionnel révèle une diplopie croisée, avec écartement horizontal des images d'environ 60 centimètres dans le regard direct; l'une des images est oblique; l'obliquité correspond à l'image fausse, qui est la plus basse. Le plus grand écartement vertical est d'environ 30 centimètres dans la partie inférieure du champ du regard.

Il s'agit donc d'une ophtalmoplégie intéressant le releveur de la paupière supérieure, les droits interne et inférieur, le sphincter pupillaire et le muscle ciliaire, tous muscles innervés par l'oculomoteur commun.

L'œil droit est normal comme acuité et mobilité.

Trois mois après, en juillet 1899, le malade est revu. Il a pris environ 40 grammes d'iodure de potassium par petites doses. La guérison est complète.

La déviation, la mydriase, la diplopie ont disparu depuis un mois environ. L'accommodation est récupérée. L'acuité visuelle de l'œil gauche est remontée à 2/3.

Il nous faut à propos de ce fait relever la guérison relativement rapide de la paralysie, au bout de deux mois environ ; du reste la disparition de la paralysie est très fréquente, si elle n'est pas la règle, ainsi que nous avons pu le constater dans la plupart des observations que nous avons étudiées.

Si nous nous demandons quelle est la cause intime de la paralysie, nous devons éliminer la compression ou la déchirure du nerf par la fracture, qui ne permet point d'expliquer cette amélioration des phénomènes paralytiques ; pour cette même raison et à cause du volume du tronc nerveux, nous croyons ne point devoir penser à la rupture du nerf.

La seule explication plausible, c'est celle que nous donne l'existence d'un caillot sanguin comprimant le nerf et qui se résorberait ensuite. Quel est le siège de ce caillot, telle est la deuxième question que nous nous posons ? Le plus souvent, sans doute, au moins dans le cas d'ophtalmoplégie avec anesthésie dans le domaine de l'ophtalmique, le caillot doit englober directement les nerfs, ainsi que nous l'a montré l'autopsie de la malade de Hirschberg.

Une objection qu'on pourrait nous poser à ce propos est la suivante: Comment expliquerez-vous que le nerf moteur oculaire puisse être lésé seul dans certains cas, sans qu'il y ait paralysie des autres nerfs. A cela nous répondrons que le nerf moteur oculaire est le nerf qui, au niveau de l'apophyse clinoïde, a les rapports les plus intimes avec le squelette, et que chaque nerf est revêtu d'une gaine particulière formée par le dédoublement de la dure-mère de la paroi du sinus. Cette disposition anatomique nous permet d'expliquer fort simplement qu'un nerf puisse être atteint et les autres respectés.

L'hypothèse émise par M. le médecin-major Rioblanc à propos du cas que nous avons déjà rapporté, l'existence d'un caillot sous périosté, explique aussi fort bien la limitation de la paralysie à ce nerf ou à l'une de ses branches, en particulier la paralysie de la branche inférieure. Celle-ci, en effet, n'est pas immédiatement au contact de la lèvre inférieure de la fente sphénoïdale, et ne pourrait-on point admettre qu'à la suite d'une fracture du maxillaire supérieur la fracture se soit irradiée à l'étage moyen, entraînant la formation d'un tel caillot qui viendrait refouler le nerf.

Mais la fente sphénoïdale n'est pas le seul point où les nerfs qui passent par cette fente puissent être atteints par le traumatisme, et, comme nous le verrons plus loin, on admet que leur paralysie, au cours de l'exophtalmie pulsatile, est due à leur compression dans les parois du sinus.

Cette compression peut s'exercer aussi du côté de la

fosse sphéno-temporale, et l'observation suivante a toute la précision d'une observation physiologique.

OBSERVATION XXXV

Paralysie traumatique du moteur oculaire commun et du facial gauche (Stenzel (de Custrin) 22e congrès de la Société allemande de chirurgie, Berlin, 13 avril 1893, *Semaine médic.*, 1893, p. 187).

Un homme de soixante-trois ans, en janvier 1893, fit une chute à la suite de laquelle survinrent une paralysie de l'oculomoteur et du facial gauche, et des symptômes de compression cérébrale. Résection temporaire de la région temporale. Vaste épanchement sanguin, qui avait décollé la dure-mère ; tamponnement. Le 6e jour, le tampon est enlevé, suture de la plaie opératoire, aussitôt les paralysies disparaissent. Elles n'étaient donc pas dues à une déchirure des nerfs, mais à une compression et à un tiraillement de ces derniers.

Une observation analogue, de M. le médecin inspecteur Marvaud, est pour ainsi dire classique. Dans ce cas une paralysie totale du moteur oculaire commun consécutive à un coup de feu ayant amené une fracture du crâne, disparut subitement à la suite d'une trépanation et de l'ablation de trois esquilles.

A côté de ces faits nous en devons relever d'autres où la paralysie, bien que consécutive au traumatisme, ne peut pas lui être attribuée directement, nous voulons parler des cas où la fracture a été suivie de méningo-encéphalite. Tel est le cas relaté par le médecin inspecteur Védrènes,

OBSERVATION XXXVI

Paralysie du moteur oculaire commun consécutive à un traumatisme cranien suivi de méningo-encéphalite (Rev. de chirurgie, 1885, p. 915 et 919; De la trépanation du crâne chez les indigènes de l'Aurès (Province de Constantine) par le Dr Vedrènes, médecin-inspecteur de l'armée).

Un Kabyle, âgé de trente-cinq ans, fut trépané par un thebib indigène, à la suite d'un coup de pierre de la région frontale gauche, et quelques jours après, au moment où il fut examiné par l'auteur, présentait des symptômes de méningo-encéphalite, de la paralysie du moteur oculaire commun gauche: pupille en état de mydriase et absolument immobile, ptosis et strabisme externe. La pupille droite était sensible à l'action de la lumière, quoique paresseuse.

L'autopsie ne fit pas reconnaître de fracture et ne permit pas d'établir la cause de la paralysie du moteur oculaire commun. Le cerveau était dans un état de décomposition avancée. La seule lésion constatée consistait en une déchirure de la dure-mère, correspondant à la région frontale, au point trépané et peut-être due à l'instrument employé par le chirurgien arabe, le brima (sorte de ciseau à froid), la base du crâne était couverte d'un enduit pultacé.

Quoi qu'il en soit, nous pouvons conclure que :

Tout individu présentant une paralysie du moteur oculaire commun, ou une ophtalmoplégie consécutive à un traumatisme du crâne, doit être considéré comme atteint d'une fracture du crâne à la partie interne du bord supérieur de la fente sphénoïdale.

B. Mécanisme de la fracture de la paroi supérieure de la fente sphénoïdale et de l'apophyse clinoïde antérieure. — De même que nous avons étudié le mode de production de la fracture, cause de la paralysie des moteur oculaire externe et trijumeau, de même nous devons étudier le mode de production de la fracture, cause de la paralysie du moteur oculaire commun, de l'ophtalmoplégie.

Ainsi que nous venons de le voir, les rapports du moteur oculaire commun avec l'étage antérieur de la base, sont sensiblement les mêmes que ceux du nerf optique, les traumatismes qui entraînent la paralysie sont aussi ceux qui produisent l'atrophie du nerf optique.

La fracture qui atteint le moteur oculaire commun ou bien le nerf optique, est « celle qui, partant d'un des côtés du front, coupe l'arcade orbitaire vers son milieu, et le plus souvent au niveau du trou sus-orbitaire, et qui, après avoir traversé la base d'avant en arrière, en dehors de la lame criblée, s'arrête soit dans le trou optique, soit dans la partie interne de la fente sphénoïdale » (Félizet).

Nous avons vu comment une violence s'exerçant sur la région frontale peut la produire en redressant la courbure horizontale de cet os ; nous avons tenté d'expliquer sa production dans le traumatisme des régions malaire et sous-orbitaire.

Nous avons vu aussi comment cette fracture survenait à la suite de traumatismes latéraux du crâne. Panas l'a obtenue expérimentalement. Ayant serré dans un étau un crâne frais au niveau de la partie antérieure des deux régions temporales, il obtint de chaque côté un trait de fracture allant de la tempe à la fente sphénoïdale; celui de droite intéressait le fond de la paroi externe de l'orbite, celui de gauche, bifide, aboutissait à l'extrémité interne de la fente sphénoïdale d'une part, et d'autre part au trou grand rond.

Le nerf moteur oculaire commun, et avec lui les différents nerfs qui passent par la fente sphénoïdale, sont donc lésés par un trait de facture produit suivant le même mécanisme que le trait de fracture, cause de l'atrophie du nerf optique.

Comme l'amaurose traumatique, la paralysie du moteur oculaire commun peut être consécutive à des coups de feu du crâne, et récemment Goldschmidt nous en relatait un cas.

OBSERVATION XXXVII

Un cas de paralysie traumatique totale du moteur oculaire commun (Goldschmidt, *Wiener medicinische Wochenschrift*, 1893, n° 7, analysé, *Rev. neurol*, 1893, p. 235).

Un jeune homme de vingt et un ans se tire dans la bouche un coup de revolver (calibre 8 millimètres). Hémorragie abondante, perte de connaissance pendant vingt-quatre heures. Le lendemain, céphalée intense, chute de la paupière supérieure droite. Au bout de quatorze jours, paralysie douloureuse de la jambe droite, au bout de neuf semaines, guérison de cette paralysie. Actuellement, paralysie totale de l'oculomoteur commun droit. L'exploration de la bouche montre, à droite et en avant, un enfoncement de la voûte palatine, et tout autour des traces de grains de poudre.

Dans ce cas il est bien peu probable que la paralysie soit due à une lésion par la balle elle-même. Le moteur oculaire commun est seul lésé en effet, les autres nerfs de l'orbite, que l'anatomie nous a montrés être si voisins de lui et l'artère carotide sont en effet respectés. D'autre part, l'absence de symptômes cérébraux, sauf la paralysie, d'ailleurs passagère et siégant du même côté que la lésion, permet de douter de la pénétration du projectile; ou, du moins, si la balle est venue se loger dans l'encéphale, on doit admettre qu'elle a dû pénétrer dans les lobes antérieurs, ce que semble prouver du reste la direction du point de pénétration.

Très voisins du nerf optique, dont ils sont séparés d'abord par une mince lamelle osseuse, les nerfs qui passent par la fente sphénoïdale, et en particulier le nerf moteur oculaire commun, peuvent être lésés comme lui par un trait de fracture, et atteints suivant le même mécanisme et par les mêmes traumatismes qui entraînent l'atrophie des papilles comme l'amaurose. La paralysie du moteur oculaire commun et l'ophtalmoplégie traumatique sont d'excellents symptômes d'une fracture de l'étage antérieur.

3° Nerf pathétique. — La paralysie traumatique du pathétique, bien plus rare que la paralysie des autres nerfs de l'orbite, a cependant été observée quelquefois. Il est même des cas où on l'a observée isolée, contrairement à l'opinion des différents auteurs qui ont écrit sur ce sujet.

Le cas rapporté par Armaignac, en 1884, où, à la suite d'une fracture de la base du crâne par chute de cheval, était survenue une paralysie des muscles grand oblique et droit interne, est déjà classique. De ce cas, nous rapprocherons ceux de Sonnenburg, en 1896, et de Colleville, en 1899.

Dans le premier, à la suite d'une chute sur la tête, survint une paralysie du pathétique droit et du droit supérieur gauche, avec troubles de l'audition ; la guérison complète survint au bout de deux mois et demi. Dans le second, un ouvrier ayant eu la tête prise entre le sol et une masse de terre éboulée, fut atteint de paralysie faciale bilatérale, de paralysie des deux moteurs oculaires externes, et enfin de paralysie du grand oblique à droite. Ultérieurement, à la suite de l'application de courants faradiques, la paralysie du facial droit s'améliora mais dans le domaine du facial inférieur seulement.

Contrairement à l'opinion de Colleville, qui en fait une paralysie nucléaire, sans vouloir revenir sur une question que nous avons déjà étudiée, il nous semble que la coexistence des paralysies du moteur oculaire externe et du facial supérieur est plutôt en rapport avec une lésion basilaire. A l'appui de cette opinion, nous invoquerons ce fait cité par M. le médecin principal Delorme, à propos de la paralysie du facial par lésion directe dans l'aqueduc de Fallope, que « tantôt elle est complète, plus souvent elle est incomplète et porte sur l'orbiculaire, les muscles de la luette, ou d'autres masses musculaires ». Il s'agit de plus d'un traumatisme bipolaire, et ne savons-nous pas que ces traumatismes sont la cause, par excellence, des fractures de la base?

Nous avons pu rassembler quelques observations de paralysie isolée du pathétique, consécutive à des traumatismes craniens, sans autres troubles moteurs de l'œil.

Nous rapprocherons les deux suivants, en raison du traumatisme, cause de la paralysie, absolument identique dans les deux cas.

OBSERVATION XXXVIII

Paralysie trochléaire à la suite d'une chute sur l'occiput (Klein. *Soc. I. R. de méd. de Vienne*, 3 mars 1899 : *Riforma medica*, 1899, I, p. 800 ; *Gaz. hebdom. de med. et de chir.*, 1899, p. 288).

Une jeune fille, à la suite d'une chute sur l'occiput, eut de la diplopie : images homonymes et dirigées obliquement, se manifestant surtout dans la moitié inférieure du champ visuel. Paralysie du grand oblique.

Le rapporteur attribue cette paralysie à une lésion du noyau du pathétique au niveau de l'aqueduc de Sylvius.

OBSERVATION XXXIX

Paralysie du grand oblique consécutive à un coup violent de la région cervicale postérieure (A. Leprince, *la Clinique ophtalmologique*, 25 janvier 1900, et *Revue neurologique*, 1900, p. 170).

Coup violent de la région cervicale postérieure, perte de connaissance durant dix jours. Paralysie des membres supérieur et inférieur avec parésie légère de la face, paralysie partielle du moteur oculaire commun, et complète du pathétique à droite. Les autres paralysies s'améliorèrent, seule celle du pathétique persista.

L'auteur admet une lésion au niveau de l'entre-croisement du moteur oculaire commun et du faisceau pyramidal, la localisation de la lésion du pathétique lui échappe.

Dans les deux cas, c'est à la suite d'un traumatisme portant sur la partie postérieure du crâne que se produisit la paralysie. Les auteurs de ces observations en font des paralysies nucléaires, nous avons déjà vu combien les rapports du noyau du pathétique avec ceux du moteur oculaire commun rendent peu probable cette hypothèse.

Comme conclusion de leurs expériences graphiques, Chipault et Braquehaye écrivent :

« Par percussion au-dessous de la protubérance occipitale externe, nous obtenons des tracés de la voûte orbitaire commençant par une oscillation négative énorme à segment descendant presque vertical, et suivie de deux oscillations positives. »

Les malades qui font l'objet de nos observations ne se trouvaient-ils pas placés dans les conditions des expériences précédentes? Ne savons-nous pas, d'ailleurs, la fréquence des fractures indirectes de la voûte orbitaire à la suite de traumatismes de la partie postérieure du crâne? Cette fracture, dans plus de la moitié des cas, « part du rebord sphénoïdien postérieur, au point faible existant près de sa partie externe » (Chipault et Braquehaye).

Si nous nous rappelons les rapports immédiats du pathétique avec la paroi supérieure de la fente sphénoïdale, nous pouvons certes émettre l'hypothèse suivante — nous ne la donnons du reste que comme une hypothèse — que la lésion du nerf pathétique est due à une fracture de l'étage antérieur passant par le point où ce nerf est en contact avec le squelette, fracture due au resserrement en éventail du segment orbitaire de la base.

Peut-être est-ce aussi par une fracture de l'étage antérieur consécutive à un coup portant sur l'apophyse orbitaire externe, que l'on doit expliquer la paralysie du pathétique dans le cas suivant :

OBSERVATION XL

Paralysie traumatique isolée du pathétique gauche (Dr T. Fiori, *Gazetta degli ospedali et delle cliniche*, 18 novembre 1900).

Le 21 octobre 1895, le nommé M. F., âgé de cinquante-trois ans, fit une chute d'une hauteur de 1 mètre sur le pavé d'une rue. Ramassé sans connaissance, il présente des signes de la commotion cérébrale. Résolution musculaire, abolition de la sensibilité et des réflexes, pupilles en mydriase égale, mais ne réagissant pas à la lumière, irrégularité et lenteur du pouls et de la respiration. Miction involontaire.

Une plaie contuse irrégulière siège à l'union des régions temporale et frontale à droite, comprenant tous les tissus jusqu'au squelette qui est intact. Suture et pansement de la plaie.

Contusions et écorchures sur le côté droit de la face, l'épaule et la jambe droite.

25 octobre. — Il reprend connaissance, mais est somnolent.

27 octobre. — Amélioration marquée, mais il ne se souvient pas de sa chute.

28 au 31 octobre. — Violente céphalalgie, marquée surtout au niveau de la région frontale,

2 novembre. — La plaie est cicatrisée. Mais le malade, qui se lève depuis quatre jours, se plaint de voir double quand il regarde ses pieds ou monte un escalier. Il porte la tête inclinée en avant et à droite, et légèrement tournée vers la droite.

19 novembre. — Le Dr Businelli constate de la diplopie dans la moitié inférieure gauche du champ visuel binoculaire, et porte le diagnostic de paralysie du pathétique gauche, d'origine traumatique.

Traitement : Iodure de potassium, révulsion à la nuque et courants continus.

La paralysie s'est maintenue pendant le premier semestre de 1896, puis a disparu progressivement.

Une autre explication peut être donnée de la paralysie de ce nerf : c'est sa rupture lorsque la paralysie persiste, c'est son tiraillement lorsqu'elle s'améliore ou qu'il n'existe qu'une simple parésie.

C'est probablement cette dernière explication que nous devons adopter pour expliquer les deux faits que nous rapportons ci-dessous :

OBSERVATION XLI

Paralysie du grand oblique de l'œil gauche consécutive à une chute sur la tête. (Due à l'obligeance de M. le Dr Lagrange, professeur agrégé à la Faculté de médecine de Bordeaux).

M...J. charpentier, marin, quarante-cinq ans, entre à l'Hôpital Saint-André le 2 septembre 1899, en raison d'une diplopie très gênante.

Antécédents héréditaires. — Père âgé de soixante-quatorze ans, bien portant, mère morte à vingt-trois ans, suites de couches. Il a eu une sœur morte de la variole. Il est marié, a eu sept enfants, quatre sont vivants, bien portants; trois sont morts en bas âge, de cause inconnue.

Antécédents personnels. — Quant à lui, il n'a jamais fait de maladie grave. Il n'est ni syphilitique, ni alcoolique.

Vers le 14 ou 15 août dernier, travaillant à 7 heures du matin, à bord de l'« Yves Conseil », qui à ce moment longeait les côtes de Tunisie à destination de Bordeaux, un coup de roulis le fit tomber par le panneau du faux-pont à fond de cale, d'une hauteur d'environ 8 mètres. Personne à bord ne s'aperçut de l'accident. Il perdit connaissance, puis revint à lui au bout de quelques instants, et put vers 7 h. 30 remonter par l'échelle qui conduisait sur le pont. En arrivant en haut de l'échelle, il eut une deuxième syncope, on lui porta alors secours et il revint à lui. Il constata alors qu'il avait la figure couverte de sang, mais il ne peut dire si ce sang provenait du nez, des oreilles, ou bien s'il avait uniquement son origine dans une plaie légère au niveau de la région malaire gauche. Il constata, et cela quelques instants après l'accident, qu'il voyait trouble : un parapluie était placé au pied de son lit sur un porte-manteau, il voyait deux parapluies et deux porte-manteaux.

Pendant trois jours, il demeura ainsi, couché à bord de l'«Yves Conseil», ayant cependant conservé l'usage de ses membres, ne se plaignant que d'une grande fatigue et de toujours voir doubles les objets. Trois jours après, en arrivant à Oran, un médecin l'examina. Il constata une fracture de côtes, fit placer un bandage serré autour du thorax, mais ne s'inquiéta pas de la diplopie. Le malade guérit rapidement de sa fracture et continua à voir double.

En arrivant à Bordeaux, il fut adressé par son médecin à M. Lagrange, le 2 septembre, et entra à l'hôpital le 4 septembre.

Ce jour-là, M. Lagrange constata une paralysie complète du grand oblique de l'œil gauche.

Mis en observation, il est sorti amélioré le 18 septembre, et peu à peu les phénomènes se sont amendés; si bien qu'à la fin de novembre 1899, le malade, s'étant présenté dans le cabinet de M. Lagrange, était complètement guéri et a repris son service.

OBSERVATION XLII

Paralysie traumatique des muscles de l'œil. — Amnésie. — Diplopie. (Badal, *Gazette hebdom. des sciences médicales de Bordeaux*, 1881, n° 41, p. 31.)

Un homme de trente-six ans, jouissant d'une bonne santé et ne présentant aucun trouble visuel, fait une chute violente sur le côté gauche de la tête, amenant une perte de connaissance et du coma pendant vingt-quatre heures. Parésie du bras droit ayant disparu quelques jours après, et amnésie persistante relative aux huit jours qui ont précédé la chute et aux trois semaines qui l'ont suivie. Dès ce moment troubles visuels sans modifications ultérieures.

Trois mois après l'accident, il se présente à M. le professeur Badal avec les symptômes suivants : Troubles dans la vision binoculaire, marqués surtout dans la moitié inférieure du champ visuel et annihilés par l'inclinaison directe de la tête sur la poitrine. Acuité visuelle normale des deux yeux. Troubles visuels siégeant sur l'œil droit.

L'attitude du malade attire l'attention sur une paralysie de l'un des muscles abaisseur du globe oculaire.

On constate une diplopie homonyme. L'image fausse, celle de l'œil droit, légèrement inclinée vers la droite par son extrémité inférieure, est plus basse qu'elle. Diagnostic : paralysie du muscle abaisseur et abducteur, le grand oblique ; parésie du pathétique.

La rupture de ce nerf s'explique fort bien par ce fait qu'il est le plus grêle des nerfs de l'orbite, des nerfs craniens. On peut raisonnablement l'admettre, puisque, au cours de ses expériences, Duret a pu produire chez un chien la rupture de deux nerfs plus gros, des pneumogastriques.

Et l'on peut facilement concevoir que l'encéphale se déplaçant par l'action du traumatisme, la portion prédurale du pathétique suivant son mouvement et la portion intradurale étant immobilisée, il se produise une déchirure du nerf, probablement au point d'union de ces deux parties.

Nous sommes donc amenés à expliquer la paralysie traumatique du pathétique, *soit par une fracture de l'étage antérieur, soit par une rupture du nerf.* La paralysie de ce nerf ne nous fournira donc point les précieux renseignements que nous donne celle des autres nerfs de l'orbite, et en sa présence, si le pronostic doit paraître bénin d'après les quelques cas que nous avons relevés, du moins le diagnostic devra-t-il être réservé.

4° Des symptômes qui accompagnent la paralysie des nerfs de l'orbite dans les traumatismes du crâne. — Nous venons, au cours des pages précédentes, d'étutudier la pathogénie des lésions des différents nerfs de l'orbite. Nous venons d'établir qu'elles sont un précieux symptôme des fractures de la base, parfois le seul.

Le plus souvent cependant, en même temps que la paralysie de ces nerfs, on rencontre des signes de lésions d'autres organes.

Nous savons qu'on doit rattacher à une fracture l'étage antérieur, soit l'amaurose traumatique, soit la paralysie du moteur oculaire commun ou des différents nerfs qui passent par la fente sphénoïdale. Dans les diverses observations que nous avons déjà relatées, nous pouvons relever les divers symptômes de ces fractures : épistaxis, hémorragie buccale, ecchymose sous-conjonctivale et palpébrale, troubles du goût.

De même, nous constatons, en même temps que la paralysie du moteur oculaire externe, les divers signes de la fracture parallèle du rocher : otorragie abondante, écoulement de sérosité, paralysie faciale, troubles de l'audition ; ces symptômes sont aussi ceux de la fracture oblique, et de plus le nerf facial, ainsi que le signale Glantenay, est atteint plus fréquemment par cette fracture que par la précédente, et souvent aussi les troubles de l'audition sont plus marqués, en raison de ce fait que le nerf auditif lui-même est lésé.

A côté de ces fractures, pour ainsi dire classiques, nous devons placer les fractures à grands fracas, où ces divers symptômes s'unissent. Dans ces cas encore, la connaissance du point où sont lésés ces nerfs nous permettra de préciser le trajet des traits de fracture.

Dans le cas suivant de Bruns, nous pouvons, presque à coup sûr, diagnostiquer un trait de fracture passant par la fente sphénoïdale gauche, en raison de l'ophtalmoplégie qui siège de ce côté, traversant la selle turcique, ce qui explique l'épistaxis et l'hémorragie buccale, et allant se perdre dans le rocher du côté droit, en lésant le moteur oculaire externe et le facial. Un deuxième trait de fracture se détachant de celui-ci aurait lésé le trijumeau et causé l'otorragie persistante.

OBSERVATION XLIII

Fracture de la base du crâne. Lésions multiples des nerfs craniens (Bruns, *Archiv. f. Psychiatrie,* 1889, p. 495).

H. S..., vingt-sept ans, dans un accident de voiture, le 22 juin 1888, est traîné par ses chevaux. Perte de connaissance. Hémorragie par le nez et par la bouche. Plaie du pavillon de l'oreille droite et des régions mastoïdienne et pariétale. Contusions du côté gauche de la tête.

23 juin. — Paralysie faciale droite. Hémorragie persistante de l'oreille gauche (de la substance cérébrale se serait écoulée); mydriase à gauche.

27 juin. — Le malade reprend connaissance. Amblyopie de l'œil gauche, mydriase et ptosis du même côté. L'amblyopie disparut du reste rapidement.

9 septembre. — A gauche, kératite neuro-paralytique, paralysie totale du trijumeau, paralysie du muscle masticateur. L'œil gauche présente de la mydriase, du ptosis et une paralysie des moteur oculaire externe et pathétique.

A droite, légère parésie du moteur oculaire externe et paralysie totale du facial. Pas de troubles dans le fonctionnement du voile du palais; abolition du goût dans la moitié droite de la langue et du voile du palais. Fine cicatrice du tympan.

De ce fait nous pouvons rapprocher le suivant :

OBSERVATION XLIV

Un cas de paralysie traumatique progressive des III, IV, V, VI et VII nerfs craniens du côté gauche (Hauptmann Deutchmann's Beitræge z. Augenheilkunde, 15 janvier 1898, t. XXX, p. 1 et *Ann. d'ocul.*, t. CXX, p. 64.)

Un homme de quarante-trois ans reçut un coup de pied de

cheval sur la joue gauche, près de la fosse canine. Évanouissement, léger épistaxis, paupières injectées et gonflées. Quelques jours plus tard, tout rentra dans l'ordre. Peu après, la peau, près de la cicatrice jusqu'au front, et la moitié gauche du nez deviennent peu sensibles; la moitié gauche de la langue avait perdu la sensation gustative. Peu après, l'œil gauche rougit et devient douloureux ; épiphora, ulcère central volumineux et infiltration de la cornée, iritis. Cinq semaines après l'accident, paralysie du moteur externe gauche; trois semaines plus tard, paralysie de l'oculomoteur et du pathétique; un mois plus tard, paralysie du facial gauche.

Dans cette observation, nous devons signaler :

1° L'absence presque complète de signes de fracture, qui pouvait faire au début écarter le diagnostic et qui ne semble guère en relation avec l'étendue du traumatisme que révèlent les paralysies.

La même remarque, nous avons pu la faire déjà à propos du cas de Raugé, où la paralysie du moteur oculaire externe ne se montra aussi que tardivement.

En raison de l'importance de ces paralysies, il nous semble intéressant de réunir, en un tableau synoptique, les divers cas de paralysies des nerfs de l'orbite, d'après les observations que nous avons relevées. Nous avons, d'une part, rassemblé les observations relatées par les divers auteurs et, paralèllement, nous établissons un résumé des observations que nous relatons dans ce travail.

Pour arriver à les établir, nous avons dû éliminer bien des faits. Dans un certain nombre des observations de Purtscher, la paralysie ne semble avoir que des relations indirectes avec le traumatisme, et l'autopsie a permis d'établir l'existence de tumeurs, de tubercules, etc. Nous avons cru devoir éliminer aussi un certain nombre de faits, tels que celui relaté par Chevallereau, dans son obs. XII. Dans ce cas, en effet, nous trouvons bien une paralysie du moteur oculaire externe consécutive au traumatisme (?) mais aussi de l'atrophie grise des deux papilles.

Par ce fait que nous n'avons pas pu nous procurer toutes les observations jusqu'à présent connues, ce tableau n'a qu'une valeur relative, celle d'un simple résumé. (Voir les tableaux, p. 190-191.)

Leur examen nous permet de voir combien sont fréquentes les lésions des nerfs de l'orbite dans les traumatismes craniens. Mais il est d'autres organes qui sont au contact du squelette, ce sont les artères qui pénètrent par les trous de la base.

Depuis les beaux travaux de G. Marchant, nous savons combien fréquemment la méningée moyenne est atteinte dans les fractures du crâne.

Exophtalmos pulsatile. — Mais la blessure de ce vaisseau nous intéresse moins que celle de la carotide interne. Ce dernier vaisseau, en effet, appartient à la région caverneuse, contracte des rapports intimes avec les différents troncs nerveux qui font l'objet de cette étude. Comme eux, ainsi que l'a montré Delens, il peut être atteint dans une fracture de l'étage moyen et, fréquemment, en même temps que l'anévrisme artério-veineux, on signale dans les observations l'existence de la paralysie de ces nerfs.

A ce propos nous devons nous demander si cette

NERFS CRANIENS LÉSÉS	CLASSIQUES			PERSONNELLE		
	Pas d'autres signes de fractures	Signes divers de fractures	Total	Pas d'autres signes de fractures	Signes divers de fractures	Total
VI	10	9	19	5	8	13
VI+II.	1	1	2	»	1	1
VI+II+**VI**	»	1	1	»	2	2
VI+II+**II**+VII. . . .	1	»	1	»	1	1
VI+II+III	»	»	»	1	»	1
VI+II+III+IV+V. . .	1	2	3	1	»	1
VI+II+III+V	»	»	»	1	»	1
VI+II+VII	»	1	1	»	»	»
VI+II+VIII.	1	»	1	»	1	1
VI+III.	1	1	2	»	»	»
VI+III+IV	1	1	2	»	»	»
VI+III+IV+V. . . .	»	»	»	1	»	1
VI+III+IV+V+VII. .	»	1	1	»	1	1
VI+III+IV+VII . . .	»	»	»	»	1	1
VI+III+IV+**VII**+VIII.	»	1	1	»	»	»
VI+III+IV+VII+VIII .	»	»	»	»	1	1
VI+III+VII.	»	1	1	»	»	»
VI+III+VIII.	»	1	1	»	1	1
VI+IV.	»	1	1	»	1	1
VI+IV+VIII	»	1	1	»	»	»
VI+V	2	2	4	»	1	1
VI+V+VII	»	2	2	»	1	1
VI+V+VII+VIII . . .	1	1	2	»	2	2
VI+V+VII+**VIII**. . .	1	»	1	»	»	»
VI+VII	1	2	3	»	1	1
VI+VII+VIII+**VIII**. .	1	1	2	»	»	»
VI+VIII	1	1	2	»	1	1
	23	31	54	9	24	33

NERFS CRANIENS LÉSÉS	CLASSIQUES			PERSONNELLE		
	Pas d'autres signes de fractures	Signes divers de fractures	Total	Pas d'autres signes de fractures	Signes divers de fractures	Total
VI+**VI**.	6	»	6	»	»	»
VI+**VI**+II	1	»	1	»	»	»
VI+**VI**+III	1	»	1	»	»	»
VI+**VI**+III+VII . . .	1	«	1	»	»	»
VI+**VI**+III+IV+V+**VII**	»	»	»	»	1	1
VI+**VI**+IV+VII+**VII** .	»	»	»	1	»	1
VI+**VI**+V+**V**. . . .	»	»	»	»	1	1
VI+**VI**+VII.	2	2	4	»	»	»
VI+**VI**+VII+**VII**+VII.	»	1	1	»	»	»
VI+**VI**+VIII.	1	»	1	»	»	»
	12	3	15	1	2	3
III.	2	1	3	3	3	6
III+II	1	»	1	»	»	»
III+II+V.	»	»	»	»	1	1
III+**IV**.	1	»	1	1	»	1
III+IV+IV+VII . . .	»	»	»	1	»	1
III+V	1	1	2	»	»	»
III+V+VII	1	»	1	»	»	»
III+V+**VII**	1	»	1	»	»	»
III+VII	»	»	»	3	1	4
	7	2	9	8	5	13
IV.	»	»	»	4	»	4
Total.	42	36	78	22	31	53

paralysie est due à la fracture elle-même, ou est produite par l'anévrisme.

Certes, l'on comprend fort bien que l'anévrisme artérioso-veineux du sinus caverneux, par suite de la distension du tiraillement des parois de ce sinus, entraîne les paralysies oculaires décrites par les classiques à propos de l'exophtalmos pulsatile.

Mais si nous nous rappelons le fait de Nélaton Sappey, où la lésion de la carotide, due, ainsi que le fait remarquer Delens, à la fracture du sommet du rocher, fracture que nous avons vue causer la paralysie du moteur oculaire externe, ne sommes-nous pas tentés de rappeler ces faits : fracture du sommet du rocher et paralysie du moteur oculaire externe? D'autant mieux que, dans ce cas comme dans beaucoup d'autres, existait du strabisme. Malheureusement, l'observation ne précise pas le genre de ce strabisme.

Cette hypothèse paraît d'autant plus exacte que la paralysie peut persister après la guérison de l'exophtalmos pulsatile, ainsi que nous le prouve l'observation suivante de Legouest.

OBSERVATION XLV

Exophtalmie pulsatile et paralysie du moteur oculaire externe consécutive à un traumatisme du crâne (Legouest, *Mém. de l'Acad. de médecine*, 1863, p. 156).

Sept semaines après une chute sur le côté gauche de la tête, un homme âgé de vingt et un ans, présentait une exophtalmie considérable, état variqueux des veines des paupières, souffle continu avec renforcement entendu sur l'orbite. Paralysie de la

6e paire. Diagnostic : Anévrisme de l'artère ophtalmique. Rupture de la carotide dans le sinus.

Traitement : Compression digitale cinquante-neuf, heures en 10 jours, insuccès. Ligature de l'artère carotide primitive, il persiste un léger bruit. Ligature de la carotide externe, le bruit cesse, disparition des symptômes, le strabisme persiste.

Le cas précédent s'explique fort bien, ainsi que nous le disions plus haut, par une fracture du sommet du rocher lésant la carotide et le nerf moteur oculaire externe, au point où ils se rejoignent, au contact direct du squelette, causant l'anévrisme artérioso-veineux qui guérit à la suite de la ligature des carotides primitive et externe, tandis que le strabisme persiste. On ne comprend pas bien, en effet, comment la guérison de l'exophtalmos n'aurait pas entraîné le retour *ad integrum* des fonctions du nerf, s'il avait été la cause de la paralysie.

Nous ne nous occuperons pas ici des lésions des sinus craniens, au cours des fractures du crâne, ce sujet ayant été récemment étudié par notre maître M. le professeur agrégé Gangolphe et aussi, dans sa thèse, par son élève Dechaume-Montcharmont.

Enophtalmos traumatique. — Mais à côté des vaisseaux et des nerfs craniens qui cheminent au niveau de la base du crâne, nous devons nous rappeler le grand sympathique qui, accolé à la carotide interne, envoie d'importantes anastomoses aux différents nerfs de l'orbite.

Les beaux travaux contemporains de physiologistes tels que Morat et Doyon ont permis aux cliniciens de donner une explication des symptômes du goitre exophtalmique, et aussi de l'enophtalmie traumatique. C'est sur ce trouble si curieux de la statique oculaire que va se porter un instant notre attention.

Objet de récentes études, de Himly, de Fuchs, de Franke, de Daulnoy, de Rohmer, l'enophtalmie traumatique semble devoir être attribuée à une lésion du sympathique. Fait intéressant, elle se produit, dans l'immense majorité des cas, à la suite d'une paralysie oculomotrice, ainsi qu'on peut le constater à la lecture de la thèse de Daulnoy.

Nous avons été assez heureux pour rencontrer, en faisant nos recherches pour ce travail, trois cas de cette si rare et si intéressante affection.

De ces faits, l'un est absolument inédit, nous le devons à l'obligeance de M. le professeur agrégé Lagrange; nous le rapporterons ultérieurement, en nous occupant du traitement des paralysies traumatiques des nerfs moteurs de l'œil. Dans ce premier cas, avec l'exophtalmie coexistait une paralysie du droit externe; dans les deux suivants, c'étaient les muscles innervés par le moteur oculaire commun qui étaient paralysés.

OBSERVATION XLVI (inédite).

Fracture de la base du crâne. Hémiplégie droite. Paralysie de la 3e paire droite. Guérison. Enophtalmie. (Communiquée par M. le Dr Cornet, élève de l'Ecole du Service de Santé militaire, due à l'obligeance de M. le Dr Eude, médecin principal de l'armée, médecin-chef de l'hospice mixte de Châlons.)

Le nommé B..., maréchal des logis au 15e régiment de chasseurs, entre à l'hôpital de Châlons, le 26 juillet 1897.

Dans une course aux obstacles sur le terrain de Verroire, le cheval de ce sous-officier s'abat au moment de franchir une haie, et le cavalier est projeté avec violence, la tête la première, sur le sol, où il reste étendu sans connaissance. Les médecins militaires présents aux courses s'empressent auprès du blessé, et après lui avoir donné les premiers soins, l'envoient d'urgence à l'hôpital, où il arrive vers les 6 heures du soir.

Nous le trouvons quelques instants après et nous constatons que la perte de connaissance est toujours complète. On procède aussitôt à l'examen détaillé des symptômes et des différentes lésions que présente le blessé :

Au niveau de la *région palpébrale droite*, on remarque une plaie contuse, superficielle, mesurant 2 centimètres de longueur environ, avec une ecchymose et une tuméfaction notables de toute la région périorbitaire du même côté. Sur toute la partie antérieure de la région frontale existent des excoriations légères et des ecchymoses multiples, sans signes de lésions osseuses sous-jacentes.

On constate ensuite successivement :

Une *fracture des os propres du nez*, sans plaie, avec mobilité anormale et crépitation très nette des fragments. Un épistaxis peu abondant par la narine droite.

Une *luxation sous-coracoïdienne* de l'épaule droite, avec contusions et ecchymoses multiples le long du membre supérieur.

Des *contusions* et ecchymoses multiples le long du membre inférieur droit, plus particulièrement au niveau de l'articulation tibio-tarsienne.

On n'observe aucune trace de lésions traumatiques sur toute la partie gauche du corps, ni à la face, ni au niveau du tronc, ni le long des membres supérieur et inférieur.

Un examen attentif de la boîte cranienne ne permet de reconnaître en aucun point, ni plaie, ni contusion, ni saillie, ni dépression anormales ; il n'existe en somme aucun signe apparent de fracture de la voûte cranienne.

Tandis que les membres du côté gauche ont conservé tous leurs mouvements, le bras droit et le membre inférieur du même côté paraissent, à première vue, relativement inertes. Cette impuissance se remarque notamment au membre supérieur, qui a été le siège de contusions multiples et d'une luxation scapulo-humérale. Le membre inférieur droit est également atteint de parésie. Il réagit bien aux excitations, mais ne se meut qu'avec difficulté et se soulève à peine au-dessus du lit. Il paraît difficile de prime abord de faire la part de ce qui revient, dans cette impuissance des deux membres du côté droit, aux lésions traumatiques dont ils sont le siège, et de ce qui doit être attribué à une paralysie d'origine centrale. En analysant de plus près les symptômes, on arrive cependant à reconnaître que les contusions multiples, la luxation scapulo-humérale notamment, ne suffisent pas à expliquer l'inertie relative des deux membres, et que cette parésie doit être attribuée à une lésion de la substance cérébrale. En effet, quoique la sensibilité à la douleur soit conservée dans les deux membres, les réactions musculaires sont sensiblement diminuées dans le membre inférieur et complètement abolies dans le membre supérieur, qui retombe inerte sur le lit quand on le soulève. On ne constate du reste aucun mouvement dans la main, ni dans les doigts, qui ne portent aucune trace de lésion traumatique.

Il existe de plus une paralysie faciale à droite, au moins dans la partie inférieure de la face (type cérébral); tandis que le frontal et l'orbiculaire des paupières se contractent, la partie inférieure de la face est immobile; les lèvres et les joues sont flasques et les traits tirés fortement à gauche sous l'influence des excitations douloureuses.

En dehors de ces symptômes relatifs, à la sensibilité et à la motilité, nous avons à insister sur quelques phénomènes généraux : le pouls est fréquent, irrégulier, petit ; la température est normale ; la respiration est irrégulière, entrecoupée, par moment stertoreuse. Le blessé n'a pas eu de vomissements ; depuis le moment de l'accident, il n'a eu ni selles, ni émission d'urines.

Notons encore que le globe oculaire à droite est le siège d'une ecchymose sous-conjonctivale, que les pupilles sont égales des deux côtés, dilatées et insensibles à la lumière.

L'ensemble de ces symptômes ne permet pas de porter un diagnostic précis. D'une part, il n'existe pas de signes apparents de fracture de la voûte cranienne ; les symptômes certains d'une fracture de la base du crâne font également défaut ; l'épistaxis peut s'expliquer par la fracture des os propres du nez ; l'ecchymose sous-conjonctivale à droite peut être attribuée à la violente contusion dont le globe oculaire et les parties périphériques portent les traces Il n'y a eu d'hémorragie ni par la bouche, ni par le conduit auditif. Les troubles de la motilité et notamment l'hémiplégie du côté droit ne paraissent pas dus à une compression produite par un épanchement sanguin au niveau des zones motrices de l'hémisphère cérébral gauche ; on ne trouve aucune lésion sur le côté gauche de la voûte cranienne et toutes les lésions traumatiques siègent du côté droit du crâne et du tronc où paraît avoir porté toute la violence du choc. Il est probable que les troubles de la motilité doivent être attribués à une fracture de la base du crâne par contre-coup, avec déchirure de la substance cérébrale.

Dans ces conditions, aucune intervention ne paraît justifiée. La difficulté du diagnostic précis de la nature et du siège même de la lésion encéphalique paraissent devoir commander l'abstention, au moins provisoirement. Le traitement consiste donc à prescrire un lavement purgatif, l'application d'une vessie de glace sur la tête et de six sangsues aux apophyses mastoïdes.

6 août. — A partir du 6 août, on constate un réveil de l'intelligence. Le blessé paraît comprendre à certains moments les paroles qui lui sont adressées. Il suit du regard la personne qui lui parle, mais il est encore incapable de parler lui-même.

8 août. — On remarque une diminution de la paralysie du membre inférieur droit ; la jambe placée en dehors du lit est ramenée par des contractions musculaires, nettement visibles, à côté du membre sain. Les autres phénomènes paralytiques ne sont pas modifiés.

9 août. — B... a parlé pour la première fois hier soir, et ce matin il a répondu avec suite à quelques questions de ses ca-

marades et de la religieuse de service. Les mictions sont toujours involontaires, le bras droit ainsi que la face restent paralysés. On prescrit l'application d'un large vésicatoire à la nuque.

12 août. — La disparition de l'œdème de la région palpébrale droite permet de reconnaître un ensemble de symptômes qui jusqu'alors avaient été méconnus et qui démontrent nettement l'existence d'une paralysie du nerf oculomoteur commun droit : ptosis, strabisme externe, insensibilité et dilatation pupillaire.

La parésie intestinale persiste et oblige à recourir aux laxatifs d'une façon périodique. Mictions toujours involontaires.

18 août. — L'intelligence est plus éveillée. Le blessé répond avec suite aux questions qui lui sont posées. La paralysie faciale s'atténue. Le membre inférieur se mobilise plus aisément, mais la paralysie du bras reste entière, ainsi que celle du moteur oculaire commun. La vessie et l'intestin sont toujours paralysés.

20 août. — A partir d'aujourd'hui les progrès sont lents, mais continus. Grâce au massage et aux mouvements passifs imprimés au membre supérieur, les mouvements du bras prennent de plus en plus d'amplitude. La paralysie faciale est encore sensible dans certains mouvements de la physionomie, mais tend à s'effacer.

1er septembre. — L'état du blessé s'est encore amélioré, l'intelligence paraît plus éveillée, mais encore affaiblie ; on constate notamment une diminution marquée de la mémoire. Si le blessé répond avec suite aux questions qui lui sont faites, il ne parle que rarement à son entourage, il ne s'intéresse à rien de ce qui se passe autour de lui et il reste le plus souvent assoupi et indifférent. Les progrès sont plus marqués du côté de la motilité. La paralysie faciale est moins apparente. Le membre supérieur fait des mouvements assez étendus, notamment à l'avant-bras et à la main. Les mouvements du bras sont un peu moins faciles et encore douloureux en raison de l'arthrite traumatique consécutive à la luxation scapulo-humérale. Au membre inférieur, tous les mouvements sont revenus : extension, flexion, élévation. Cependant, quand le blessé est debout, il ne peut s'appuyer qu'avec peine sur la jambe droite, qui fléchit. On remarque un certain degré d'atrophie musculaire dans les deux membres. Au bras, la différence entre la circonférence du membre droit avec celle du membre du côté sain est de 1 cm. 5 ; à la cuisse elle est de 2 cm. 5 et à la jambe de 1 cm. 5.

La paralysie du moteur oculaire commun reste entière.

Les mictions involontaires sont devenues beaucoup plus rares et ne se produisent plus parfois que la nuit.

Les selles tendent également à devenir plus régulières.

Les autres fonctions ne donnent lieu à aucune remarque spéciale. Le pouls est régulier, normal, entre 68 et 72. L'appétit est très bon Le blessé ne se plaint ni de céphalalgie, ni d'aucun autre malaise.

Ses urines sont abondantes, fréquentes, et ne renferment ni sucre ni albumine.

Jusqu'au 15 septembre, on ne note que des modifications insensibles dans les différents symptômes présentés par le blessé. Du côté des facultés intellectuelles, notamment, il ne paraît y avoir aucun progrès. B... est toujours somnolent, indifférent, taciturne, ne parlant que pour répondre aux questions qu'on lui adresse. La mémoire surtout paraît irrémédiablement atteinte, il ne se rappelle pas les visites qu'il a reçues la veille ou dans la journée.

L'état de la motilité est à peu près stationnaire.

15 septembre. — A partir d'aujourd'hui, B... se lève tous les jours. Il éprouve d'abord quelques vertiges, et ne peut se tenir sur les jambes sans appui. Il ne marche dans les premiers temps que difficilement, en s'appuyant sur le bras d'un camarade. Peu à peu il arrive à marcher seul, mais sa démarche a un caractère tout spécial. Elle ne ressemble pas à la démarche de l'hémiplégique, elle est saccadée, brusque, et paraît se rapprocher plutôt de celle de l'ataxique. Les deux pieds sont lancés en avant et en dehors et retombent assez brusquement sur le sol. Le blessé oscille sur lui-même quand il se retourne et paraît prêt à tomber. Cependant on ne constate chez lui aucun symptôme d'ataxie.

Octobre. — Dans les premiers jours d'octobre, l'état de B... est le suivant : les facultés intellectuelles restent décidément affaiblies. Le blessé est loin de se rendre compte de son état et de sa situation. Il est très optimiste, il n'a pas le sentiment de sa déchéance physique, il trouve par exemple qu'il marche très bien, alors que sa démarche est très défectueuse. Après une période d'excitation cérébrale et de loquacité, qui, du reste, a été de peu de durée, il est redevenu très calme, plutôt apathique, indifférent, il parle peu, tout en répondant à toutes les questions. Il n'est plus capable de faire les problèmes d'arithmétique qui demandent un peu d'attention et de réflexion. La mémoire reste également diminuée. B... ne se souvient plus de l'époque à laquelle son frère est venu le voir. Il confond les personnes qui lui ont rendu visite à l'hôpital. Il ne se rappelle plus le séjour qu'il a fait à l'hôpital au mois d'avril 1895 pour une angine. Il ne fait rien de déraisonnable, son caractère ne présente pas de bizarreries, il se conduit plutôt comme une personne à intelligence affaiblie. La paralysie faciale n'est plus visible que dans le rictus. La paralysie de l'oculo-moteur commun ne paraît pas avoir diminué. On note toujours la chute de la paupière supérieure, la dilatation pupillaire, le strabisme externe, une diminution de l'acuité visuelle qui peut être évaluée à 1/5. La région palpébrale et le globe oculaire lui-même paraissent présenter un certain degré d'atrophie. L'examen ophtalmoscopique ne fait reconnaître aucune lésion des milieux ni du fond de l'œil.

Le membre supérieur droit a recouvré à peu près tous les mouvements, et la force musculaire de ce membre n'est que peu diminuée. L'atrophie musculaire est peu apparente ; au niveau du bras et de l'avant-bras, on ne note qu'une diminution de 5 millimètres dans la circonférence du membre atteint, comparée à celle du membre du côté sain. Le blessé, qui avant son accident avait une très belle écriture, ne peut écrire maintenant qu'avec une certaine difficulté, les caractères qu'il trace sont déformés, irréguliers, tremblés. Le membre inférieur droit paraît avoir recouvré une grande partie de sa force musculaire. L'atrophie est également peu apparente : la différence de circonférence entre les deux membres inférieurs ne dépasse pas 1 centimètre. Cependant la démarche du blessé est loin d'être normale. Elle revêt toujours le caractère ataxique spécial que nous avons indiqué précédemment. Toutes les autres fonctions s'exécutent normalement L'appétit est excellent, les fonctions digestives régulières, les mictions normales.

C'est dans ces conditions, et alors que tout progrès sérieux ne paraît plus probable, que B... a été présenté à la Commission spéciale de réforme, le 11 octobre, et proposé pour une pension de retraite. Le blessé étant libérable et ayant demandé instamment à rentrer dans ses foyers, quitte l'hôpital le 12 octobre, avec un congé de convalescence de quatre mois.

Remarques. — Un des points intéressants de l'observation qui précède est la question de diagnostic. Nous ne reviendrons pas sur ce qui a été dit à ce sujet dans le cours de l'observation. Nous ajouterons seulement que le diagnostic de fracture de la base du crâne s'est trouvé confirmé par les suites mêmes de ce grave traumatisme et par la paralysie de la 3e paire droite, qui n'est devenue apparente que plus de quinze jours après l'accident.

L'hémiplégie du côté droit paraissait, dès le début, pouvoir se rapporter à une lésion de la substance cérébrale et non à une compression exercée par un épanchement sanguin au niveau de l'hémisphère gauche. On ne trouvait, en effet, aucune lésion, même la plus insignifiante, au niveau du côté gauche de la boîte cranienne, et toute la violence du choc avait porté sur le côté droit du corps, qui était le siège de multiples lésions traumatiques. L'abstention dans ces conditions était donc indiquée. Le réveil de l'intelligence a été lent, et les troubles de la mobilité ne se sont améliorés que progressivement. Le blessé n'a commencé à pouvoir parler qu'au bout de quinze jours d'état comateux ou semi-comateux. Les urines n'ont cessé d'être involontaires qu'après six semaines de traitement. Si l'on a noté une amélioration relativement rapide de l'hémiplégie, il n'en a pas été de même de la paralysie de l'oculomoteur commun droit.

Nous avons indiqué quel était l'état du blessé au moment de

sa sortie de l'hôpital : hémiparésie du côté droit avec une légère atrophie musculaire; démarche saccadée à caractère ataxique, écriture tremblée; symptômes d'une paralysie de la 3e paire droite avec diminution de l'acuité visuelle; affaiblissement de l'intelligence, surtout de la mémoire. Peut-on espérer une amélioration progressive de tous ces symptômes, devant aboutir à une véritable guérison? ou doit-on redouter au contraire, pour le blessé, une aggravation de son état à une échéance plus ou moins lointaine ? Il nous paraît difficile de répondre à cette question et nous pensons que pour le moment, le pronostic doit être réservé.

18 janvier. Darier, *Cliniq. ophtalm.*, n° 4, 1898, *in* th. Daulnoy, p. 37. — B... répond très nettement aux questions qu'on lui pose, son intellect paraît en bon état. Sa démarche est un peu lente, prudente, mais pas ataxique. La main droite a moins de force que la gauche et l'acte d'écrire est encore impossible. Au premier abord, on croirait en voyant le malade qu'il porte un œil artificiel, à cause de l'immobilité très marquée du globe, de son enfoncement considérable dans l'orbite et des replis formés au-dessus et au-dessous de chaque paupière. Mais en examinant plus attentivement le malade, on s'aperçoit de suite que la pupille est mobile et l'iris bien vivant. La conjonctive est plus pâle, mais dans le fond des culs-de-sac existe un développement un peu exagéré des follicules conjonctivaux.

L'ouverture palpébrale n'est qu'à peine diminuée, pas la moindre trace de ptosis, au contraire, la paupière supérieure semble relevée d'une façon exagérée; ce phénomène devient encore plus apparent quand le malade regarde en bas. Il semble qu'à ce moment la paupière supérieure se relève encore au lieu de s'abaisser comme celle de l'autre œil, et le globe oculaire reste absolument immobile. Y a-t-il paralysie complète du droit inférieur? En tout cas, il y a immobilité complète dans le regard en bas; en haut, presque complète de même qu'en dedans; seuls les mouvements d'abduction sont normaux. Chose bizarre, cette insuffisance de mobilité n'offre pas le tableau habituel des paralysies de la 3e paire. Il semblerait que l'impulsion motrice exist, mais qu'un obstacle mécanique s'oppose à son exécution ; l'œil est comme cloué, attaché quelque part. En effet, il n'y a pas cette divergence caractéristique des paralysies de l'oculomoteur. Quant au ptosis, il peut très bien dans notre cas ne pas exister ; mais en tout cas il n'est jamais remplacé par une sorte de relèvement exagéré de la paupière.

Ce relèvement ici, paraît bien causé par une rétraction cicatricielle, car on sent parfaitement une résistance notable quand on veut retourner la paupière.

Au palper, la tension oculaire est normale, mais il est impossible de déplacer l'œil en haut, en bas ou en dedans, tandis qu'on pourrait un peu le mobiliser en dehors ; on sent très nettement une résistance mécanique qui immobilise l'œil, sans pourtant qu'on puisse nulle part avoir la sensation d'une néoplasie ou d'un tractus fibreux quelconque.

Mesuré aussi exactement que possible, l'enfoncement de l'œil pouvait être évalué à 4 ou 5 millimètres.

L'examen fonctionnel donne les résultats suivants :

OD — 1 Dcyl — 1 D à 50 V = 1/2
OG — V = 1

Champ visuel normal des deux côtés, la vision binoculaire se fait bien, accommodation normale, champ du regard de l'œil malade manifestement limité en bas et en haut, un peu aussi en dedans.

A l'ophtalmoscope, rien de particulier ; avec les verres de couleur, images doubles en tous sens, excepté en dehors.

La sensibilité est normale sur toutes les parties de la face ; pas d'altération du goût ni de l'odorat, tant à droite qu'à gauche.

Le malade demandant à être guéri, je fus d'abord assez embarrassé. Mon impression était que la contusion grave qu'avait subie tout le contenu de l'orbite avait amené, en arrière du globe, un processus irritatif suivi d'une régression cicatricielle qui, enclavant l'œil dans le fond de l'orbite, paralysait par des adhérences l'action de certains muscles. Or, en même temps que l'enophtalmos, il y avait un peu de strabisme divergent: nous savons que les ténotomies des muscles droits dans le strabisme entraînent à leur suite une exophtalmie d'autant plus marquée que le débridement de la conjonctive et de la capsule a été plus large.

J'eus donc l'idée très naturelle de chercher à diminuer et le strabisme et l'exophtalmie en pratiquant une très large incision de la capsule de Tenon. En dehors, à travers cette incision, je me promettais d'explorer de mon mieux, avec le doigt, le fond de l'orbite.

Ainsi fut fait : le droit externe détaché de son insertion sclérotic ale, j'explorai d'abord avec le crochet la région supérieure, où je ne sentis nulle part de bride cicatricielle ; la même exploration, faite avec le doigt jusqu'un peu en arrière de l'équateur, ne donne pas plus de résultat; il est donc certain qu'il n'y avait aucune adhérence entre la capsule de Tenon et la sclérotique, c'est plus profondément dans l'orbite que le processus cicatriciel avait dû évoluer.

Bref, cette large ténotomie du droit externe ayant produit une protrusion du globe de 2 millimètres environ, j'eus l'idée de sectionner aussi l'insertion des droits supérieur et inférieur. Il en résulta une exophtalmie relative avec un strabisme interne très marqué, qui m'obligea aussi à faire la ténotomie du droit interne, en dosant l'action de telle sorte que le globe oculaire restât bien dans le milieu de la fente palpétrale, ce qui fut bien facile.

L'opération terminée, il n'y avait pas trace d'exophtalmie et pas de diplopie spontanée.

Le malade retourne chez lui, à 6 kilomètres, avec un pansement monoculaire.

Le lendemain, le malade était très bien, son œil, très rouge, à peu près aussi saillant que l'autre.

Les mouvements du globe étaient diminués dans tous les sens, mais le malade ne se plaignait pas de diplopie. Pour faciliter la vision binoculaire, je soumis immédiatement le malade à des expériences stéréoscopiques. Après quelques minutes, la vision binoculaire se faisait très bien. Je fis continuer ces exercices tous les jours pendant une heure.

21 janvier. — L'œil est exophtalmié relativement aux paupières, dont la supérieure est toujours très rétractée en arrière du cartilage tarse. L'œil est bien au milieu de la fente palpébrale quand le regard est dirigé bien en face. Le malade n'a aucune diplopie, et pourtant tous les mouvements de l'œil sont très limités. Il parait y avoir paralysie complète du droit inférieur. Le droit supérieur agit un peu, le droit interne un peu plus et le droit externe a toute son action.

Quand le malade veut baisser les yeux, l'œil sain s'abaisse normalement tandis que l'autre reste fixé droit devant lui avec la paupière très relevée. L'occlusion de l'œil se fait avec effort, il faut une contraction énergique de l'orbiculaire pour que l'occlusion de la fente palpébrale soit complète.

Quand les yeux sont fermés, on peut se rendre compte que le globe droit est encore de 1 millimètre plus enfoncé que le gauche.

12 février. — Le malade revu aujourd'hui se montre très satisfait; il ne voit pas double et son œil n'est pas en strabisme. Mais je constate que l'œil est plus enfoncé dans l'orbite qu'il ne l'était il y a quinze jours, mais beaucoup moins cependant qu'avant l'opération.

La paupière supérieure est un peu plus tombante. Les mouvements d'adduction et d'abduction se font normalement. Le droit inférieur est absolument sans action et le droit supérieur se contracte à peine.

Les pupilles sont égales; celle de l'œil droit enophtalmié paraît sur un plan un peu moins élevé que l'autre, ce qui n'était pas le cas autrefois.

L'occlusion de la fente palpébrale se fait toujours avec effort. Il doit y avoir parésie de quelques fibres de l'orbiculaire.

Si nous examinons de près ce fait, nous relevons l'apparition tardive de l'enophtalmie. Nous ne la trouvons signalée dans l'observation si détaillée, si précise de M. le médecin principal Eudes, que deux mois et demi après l'accident. Cette apparition tardive de l'enophtalmie, nous la retrouvons chez le malade de M. le professeur agrégé Lagrange, où elle est constatée six semaines environ après l'accident.

Dans la troisième observation que nous avons recueillie, l'enophtalmie est encore survenue avec une paralysie traumatique du moteur oculaire commun, et nous la voyons s'améliorer en même temps que cette paralysie.

OBSERVATION XLVII (résumée).

Paralysie traumatique du moteur oculaire commun droit. Enoptalmie. (Rothe d'Altenbourg, *Memorabilin*, XXI, 1876, p. 411.)

Mlle D..., âgée de dix-sept ans, tomba de son cheval emporté le 16 mars 1876; le côté droit de la tête porta sur le sol. Perte de connaissance, pouls lent et à peine sensible, mouvements respiratoires faibles pendant cinq heures, au bout desquelles vomissements suivis de gémissements et de paroles sans suite. Fortes contusions du côté droit de la tête, la paupière tuméfiée retombe devant le globe oculaire, écorchures du front, de la face, du menton, de l'épaule et du genou droits. Dans la nuit, vomissements répétés. Au bout de seize heures, elle reprend complètement connaissance, sans rien se rappeler de ce qui s'est passé depuis le moment où son cheval s'est emporté. Pendant quelques jours, maux de tête, pas de fièvre.

Au bout de quelques jours, la malade se lève, l'œdème palpébral a disparu; cicatrisation sous-crustacée des écorchures, surtout au-dessus du sourcil droit. Enophtalmie légère, mais cependant visible, de l'œil droit, ptosis ; l'œil est légèrement dévié en dehors et en bas, diplopie croisée, pupille largement dilatée et réagissant mal. Parésie des releveurs de la paupière, droits supérieur et interne et du sphincter irien ; les muscles sont encore susceptibles d'imprimer quelques mouvements au globe oculaire.

Applications de courants galvaniques, puis, à partir de la quatrième semaine, de courants faradiques. Dès la sixième semaine, la diplopie disparut, puis le ptosis ; l'énophtalmie s'améliora, et, en fin juillet, quatre mois après l'accident, la guérison était complète.

Nous n'insisterons pas plus longuement sur cette question, qui se rattache indirectement au sujet que nous voulions traiter. Il nous a semblé, cependant, intéressant de rappeler la coexistence si fréquente, signalée par Daulnoy, de la paralysie des muscles moteurs de l'œil avec l'enophtalmie traumatique, et aussi de rapprocher cette affection, que l'on attribue à une lésion du sympathique, de la lésion des nerfs craniens que nous étudions dans ce travail.

Conclusions. — Des questions diverses sur lesquelles nous venons de jeter un coup d'œil, nous pouvons conclure que les paralysies des nerfs à destination orbitaire qui cheminent au contact de la base du crâne, s'accompagnent fréquemment de lésion des autres organes qui se trouvent aussi au voisinage du squelette : nerfs craniens, facial, auditif, etc., vaisseaux : artère carotide et sinus. La lésion de l'artère carotide et du sinus caverneux est la cause de l'exophtalmie pulsatile, que nous voyons coexister souvent avec la paralysie des nerfs craniens.

C'est à une lésion du sympathique, suivant la théorie généralement admise, que serait due l'enophtalmie, avec laquelle nous voyons si souvent se produire des lésions basilaires des nerfs de l'orbite.

CHAPITRE V

PRONOSTIC. — TRAITEMENT

L'étude que nous avons faite de la pathogénie des paralysies traumatiques des nerfs de l'orbite nous a permis d'établir qu'elles sont dues à une fracture de la base du crâne.

Le mot fracture de la base du crâne éveille toujours aux yeux du public l'idée d'une lésion d'un pronostic très grave. Des études récentes ont établi que, dans ces dernières années, depuis l'apparition de l'antisepsie et de l'asepsie, la mort, à la suite de tels traumatismes est devenue fort rare. C'est aussi l'impression que nous avons retirée des diverses observations que nous avons parcourues, de celles que nous avons réunies dans ce travail.

Sur les 53 faits que nous avons rassemblés, nous n'en trouvons que 3 où la mort soit survenue, soit moins de 6 pour 100 des cas. A la période préantiseptique remontent les observations de Védrènes, de Bérard (1840), de Jacobi (1866), de Robert (1843) de Nélaton-Sappey (1865), où nous voyons le patient succomber à une méningo-encéphalite, et celle de Hirschfeld (1858), où un érysipèle intercurrent vint enlever la malade, qui n'avait du reste point de fracture de la base.

A la période contemporaine appartiennent au contraire les faits de Genouville (1893), de Riche (1894), de Raymond (1899).

Dans le premier, le malade succomba, non pas à la suite de phénomènes encéphaliques, mais à la suite d'une péritonite par perforation intestinale (coup de feu non pénétrant de l'abdomen).

Le malade de Riche succomba à un érysipèle de la face, dont l'apparition fut certainement favorisée par les troubles dus à la lésion du trijumeau. Seul, le dernier malade succomba au milieu des symptômes de méningo-encéphalite.

Il est même des cas d'une grande bénignité, tel est celui de Varnier :

OBSERVATION XLVIII

Fracture de la base du crâne au septième mois d'une grossesse. Accouchement à terme (Varnier, *Soc. d'obstétrique*, juin 1900).

Une jeune femme de dix-huit ans se précipita du 2e étage dans la rue. Perte de connaissance. Hémorragies par l'oreille gauche, le nez, la bouche; deux jours après, on reconnut une paralysie du moteur oculaire externe gauche.

La connaissance revint au bout de huit jours. Pas de troubles de la grossesse, accouchement à terme.

Ainsi, malgré les délabrements causés par la fracture de l'étage moyen, ouverture du conduit auditif externe, des sinus sphénoïdaux; malgré l'ouverture des sinus ethmoïdaux par la fracture de l'étage antérieur, le pronostic, bien que devant être réservé, nous paraît relativement bénin, si du moins le traitement est bien conduit.

La communication établie par la fracture de la cavité cranienne avec le conduit auditif externe, avec les sinus de la face, et, par ceux-ci, avec les fosses nasales et le cavum nasopharyngien, devra, avant tout, attirer l'attention du praticien.

Désinfecter soigneusement ces cavités et les voies digestives, combattre les phénomènes de commotion cérébrale, s'ils existent, suivant les règles formulées dans le beau travail de Forgues, exiger le calme et le repos le plus absolu, à cela devra se borner le traitement immédiat.

Nous devons nous demander à présent quel est le pronostic de la paralysie considérée en elle-même, quelle est son évolution.

A ce point de vue, nous devons diviser nos nerfs en deux groupes, ceux dont la paralysie guérit plus ou moins rapidement, et ceux chez qui elle est définitive.

Dans ce dernier groupe, nous ferons rentrer le nerf optique et le moteur oculaire externe.

Bien rares sont, en effet, les cas de guérison d'amaurose traumatique, et le plus souvent, ainsi que nous l'avons déjà vu, se montrent, au bout d'un certain temps, les signes de l'atrophie de la papille. Le retour de la vision est un fait tellement rare, que nous devons nous demander si, dans ces cas-là, on n'était pas en présence d'une amaurose de nature hystérique.

Les cas de Gangolphe et de Rioblanc viennent nous donner un précieux enseignement. A un moment donné, un retour à la vision a semblé se produire, puis la cécité absolue s'est produite à nouveau et l'atrophie de la papille est apparue. Aussi le chirurgien, en présence de cas semblables, ne devra pas trop se hâter de dire un mot d'espoir, espoir qui serait rapidement déçu et serait la condamnation de sa conduite aux yeux du malade et de son entourage.

Il en est de même pour le nerf moteur oculaire externe. Pour lui aussi, la guérison est survenue quelquefois, ainsi que nous le voyons dans le cas de Myers, de Raugé, d'Armaignac, mais combien plus nombreux sont les cas où la paralysie est définitive.

Comme pour l'amaurose traumatique, il est des cas où elle a disparu momentanément, puis s'est reproduite ensuite définitivement. Tel est le fait rapporté par Genouville, où le décès du patient permit de vérifier l'exactitude du diagnostic. Pour cette paralysie encore, le pronostic doit être on ne peut plus réservé.

Il n'en est pas de même pour celles du moteur oculaire commun et du pathétique. Ne voyons-nous pas, dans la plupart des cas, la paralysie rétrocéder, s'améliorer peu à peu? Et relativement rares sont ceux où elle s'établit définitivement.

Enfin, nous devons considérer à part aussi les lésions du nerf trijumeau, en raison non seulement de l'anesthésie de la face qu'elle entraîne, mais aussi des troubles trophiques que, depuis longtemps déjà, la physiologie nous a appris à connaître. Les ulcères de la cornée, la perte de la vision, tels sont ces phénomènes si graves en eux-mêmes, et Riche a pu attribuer à cette lésion l'apparition de l'érysipèle de la face qui enleva son malade.

Nous venons de voir combien peu d'espérances peut nous laisser une amaurose traumatique ou une paralysie du moteur oculaire externe; d'autre part, dans un certain nombre de cas, nous pouvons compter sur une guérison, lorsque nous sommes en présence d'une paralysie des autres nerfs orbitaires.

Devons-nous compter sur l'intervention heureuse du traitement? Tel est le point que nous allons, en ce moment, tâcher d'élucider.

C'est d'abord à la strychnine que nous voyons les cliniciens s'adresser dans de tels cas.

« Dans les paralysies d'origine périphérique (paralysie faciale, du moteur oculaire commun, du moteur oculaire externe), la strychnine paraît irrationnelle aux doses où on la prescrit ; elle n'a d'action que sur les centres nerveux, « et l'état de réflectivité de ces centres « ne peut modifier en rien le travail d'atrophie qui « s'opère après la section ou l'écrasement d'un nerf « dans les fibres de la partie périphérique de ce nerf, « et dans les faisceaux musculaires primitifs (Vulpian) » (Manquat, *Thérapeutique*, t. II, p. 587).

« De même pour l'amblyopie et l'amaurose, si ces affections se rattachent à une lésion anatomique, il est évident que la strychnine ne peut donner aucun résultat. » (Manquat, *ibid)*.

De même « on a prescrit l'ésérine contre la paralysie de l'accommodation, qu'elle soit traumatique ou post-diphtéritique » (Manquat, *loc. cit.*, t. II, p. 734) ; mais ne peut-on pas faire au sujet de cet excellent myotique les réserves que nous venons de voir formuler à propos de la strychnine ?

Malgré les critiques que nous venons de rapporter, nous ne croyons pas devoir rejeter ces précieux médicaments. Avec ces traitements nous emploierons l'iodure de potassium, et les courants continus, dont nous connaissons l'excellente action dans les paralysies musculaires. Peut-être pourrons-nous ainsi aider au retour *ad integrum* du fonctionnement du muscle.

Quant aux diverses voies d'accès sur la base du crâne, étudiées par Chipault dans son *Traité de chirurgie nerveuse*, sommes-nous autorisés à les employer pour aller enlever l'esquille ou le caillot qui comprime le nerf? La réponse est facile à faire; il ne peut s'agir ici du moteur oculaire externe situé dans une région inaccessible au chirurgien, de l'aveu même de Chipault, et la paralysie du moteur oculaire commun et du pathétique guérit assez souvent spontanément pour ne point tenter une opération en somme dangereuse, sans laquelle la guérison se produit fréquemment.

Quel doit-être le traitement du strabisme paralytique? Telle est la deuxième question que nous devons nous poser.

Avant d'envisager le traitement en lui-même, nous devons rappeler les conditions statiques où se trouve placé l'œil.

Soit une paralysie du droit externe déjà ancienne, nous avons affaire à deux éléments qui agissent sur la déviation du globe oculaire : 1° la paralysie elle-même; 2° la contracture de l'antagoniste, le droit interne, fait qui exagère l'effet de la paralysie, mis en évidence par de Graefe. Nous devons donc agir sur ces deux facteurs. Diminuer l'action du droit interne et, par le droit externe, tâcher de ramener la cornée dans l'axe médian de l'œil, tel doit être le but; et pour ce, nous avons une double opération à notre service : la ténotomie du droit interne et l'avancement capsulaire du droit externe.

Les avantages que, *a priori*, nous retirons de cette opération sont de deux ordres : 1° L'effet esthétique produit par la correction du strabisme; 2° la diminution de la diplopie. Nous empêchons l'effet de la contracture du droit interne, par conséquent nous diminuons l'étendue du champ visuel où se produit la diplopie. Celle-ci n'existe plus que dans la zone d'action du droit externe, et une rotation légère de la tête en dehors, dans le sens où devrait agir le muscle, en même temps que l'œil sain se porte vers l'angle interne, permet au patient d'y remédier.

Aran nous dit que Maisonneuve intervint dans un cas de paralysie du moteur oculaire externe consécutive à une fracture du crâne, mais n'eut qu'un succès relatif. De même M. le médecin inspecteur Chauvel, tout en préconisant l'avancement capsulaire ou la ténotomie, enseigne que l'opération ne donne pas toujours le résultat demandé. Nombreux sont les auteurs qui se prononcent en faveur de l'opération, manifestant le regret de n'avoir pu la pratiquer en raison de circonstances indépendantes de leur volonté ou se félicitant de l'avoir pratiquée. Telle a été la conduite d'Eaton dans l'observation suivante :

OBSERVATION XLIX

Fracture de la base du crâne ayant causé une paralysie totale des deux moteurs oculaires externes et une paralysie partielle de la racine sensitive des deux trijumeaux. Ténotomie. Avancement capsulaire. (Eaton, *Medical Record*, 30 mai 1891, et *Ann. d'oculistique*, 1891, p. 143.)

Le 25 novembre 1890, un homme de vingt-quatre ans fait une chute dans une carrière. Perte de connaissance. Il ne peut être examiné qu'au bout de deux heures. On constate une fracture du frontal et du pariétal gauches, un écoulement sanguin persistant par l'oreille droite et le nez. Guérison au bout de vingt jours.

Le 1 février 1891, il se présente au Dr Eaton, présentant du strabisme convergent des deux yeux. Aucun déplacement des globes oculaires en dehors n'est possible. Motilité des autres muscles.

Anesthésie dans le domaine des nerfs sus et sous-orbitaires des deux côtés.

Le Dr Eaton pratique la double opération de la ténotomie des droits internes et de l'avancement capsulaire des droits externes.

En opposition avec cette opinion, M. le professeur Badal disait, en 1893, devant la Société d'ophtalmologie de Bordeaux, que la correction peut amener de la gêne, car si, sans obtenir une correction difficile à atteindre, on rapproche les images de la macula, on leur donne ainsi plus de netteté et elles causent une gêne plus grande.

Il formulait ainsi une opinion contraire à celle de Panas, Lagrange, Purtscher, Nieden, Schröder, Armaignac, Eaton, etc. De cette objection il faut tenir le plus grand compte dans les cas où le malade est opéré sous chloroforme, mas la merveilleuse précision que l'on peut obtenir, grâce à l'anesthésie à la cocaïne, lui enlève une grande partie de sa valeur.

Ayant établi l'indication de l'opération, nous devons nous demander à quelle époque le chirurgien doit intervenir.

En ceci l'observation suivante, que M. le professeur agrégé Lagrange a bien voulu nous communiquer, nous semble devoir être prise comme modèle de la conduite à tenir.

OBSERVATION L (inédite).

Paralysie traumatique du droit externe et troubles trophiques (enophtalmie) consécutifs. (Due à l'obligeance de M. le Dr Lagrange, professeur agrégé à la Faculté de médecine de Bordeaux.)

Le nommé R..., cavalier au 15e régiment de dragons, étant de service aux écuries, reçut, le 28 novembre 1897, un coup de pied de cheval dans les conditions suivantes :

En voulant ramasser un bridon gisant sur le sol à environ 50 centimètres de sa jument d'armes, au moment où il s'inclinait, le corps étant presque dans l'attitude verticale, malgré une flexion de rein en arrière, R... reçut un coup de pied un peu au-dessous de l'œil droit, lequel occasionna une plaie d'environ 3 centimètres de long sur 5 millimètres de large, puis tomba fortement sur le dos, se faisant une profonde plaie de la région occipitale d'environ 1 centimètre de rayon. Néanmoins, il ne perdit pas connaissance et fut soutenu par deux camarades pour se rendre à l'infirmerie.

Evacué aussitôt sur l'hôpital, le malade ne présentait qu'une forte ecchymose palpébro-conjonctivale, en dehors des deux plaies qui sont suturées et pansées.

Au bout d'un mois, les plaies étant cicatrisées, on cesse les pansements; à ce moment même il se plaint de diplopie.

Au début de janvier 1898, au moment où il se présente à M. le professeur agrégé Lagrange, il a des signes évidents de paralysie du droit externe de l'œil droit, avec contracture de l'antagoniste, de plus; la face du côté malade est amaigrie et l'œil frappé d'enophtalmie: V = 1. Emmétropie des deux côtés. Aucun trouble de l'accommodation. Diagnostic : Paralysie basilaire du moteur oculaire externe.

Pendant toute l'année 1898, R... a été tenu en observation, espérant que si le nerf était simplement contusionné tout rentrerait dans l'ordre : il n'en a rien été. Dans le but de remédier aux troubles trophiques, furent faites au malade une trentaine de séances d'électrisation à courants continus. Les troubles trophiques furent un peu améliorés.

En janvier 1899, plus d'un an après l'accident, le malade présentait, outre son enophtalmie, un strabisme interne très disgracieux, et accusait une diplopie toujours très étendue et très gênante.

Pour remédier à l'enophtalmie et corriger le strabisme, M. le professeur agrégé Lagrange pratiqua, le 7 février 1899, la double opération de l'avancement capsulaire externe et de la ténotomie du droit interne.

Le résultat de cette opération fut excellent, en ce sens que le malade n'a plus de strabisme et remédie facilement à la diplopie, qui existe encore dans la région temporale droite en tournant la tête. Il marche facilement la tête droite, fixant au-devant de lui, sans voir double, et son enophtalmie a disparu.

Il lui reste encore une paralysie complète du droit externe de l'œil droit, mais les inconvénients de cette paralysie sont réduits au minimum.

En résumé cette observation est intéressante : 1° par

la cause traumatique qui a entraîné une déchirure du nerf dans son trajet intracranien en un point difficile à préciser; il n'est pas probable que le mécanisme à invoquer soit celui qu'on invoque d'habitude dans les fractures du rocher, car le malade n'a pas présenté les signes de cette fracture; on pourrait admettre qu'il a été déchiré par un trait de fracture intéressant la base du crâne; 2° le deuxième point consiste dans l'utilité de la strabotomie pour remédier : *a)* à l'enophtalmie; *b)* à la diplopie consécutive à la lésion du nerf.

Observer les phonomènes paralytiques, leur évolution pendant un certain nombre de mois, *plus d'un an* comme dans l'observation ci-dessus, aider si possible à la guérison par l'application de courants continus, et si la lésion persiste, intervenir, ainsi que nous l'avons dit plus haut, telle a été la conduite de M. le professeur agrégé Lagrange, qui nous semble devoir être prise pour règle en pareil cas.

Dans ce fait particulier, l'indication opératoire était d'autant plus formelle qu'avec le strabisme existait de l'enophtalmie.

Sans préguger des causes de l'enophtalmie, étudiées récemment par Daulnoy, en considérant les conditions statiques de l'œil, la ténotomie du droit interne permet au globe de se porter vers la ligne médiane et aussi en avant.

En effet, l'action des droits tend à le reporter en arrière, tandis que celle des obliques tend à le porter en avant.

La ténotomie du droit interne, la paralysie du droit externe permettent aux muscles obliques de triompher de la résistance que leur opposent encore les droits supérieur et inférieur, et d'attirer en avant le globe oculaire.

Dans le cas précédent, l'opération a eu un résultat parfait. Mais il n'en est pas tout à fait de même chez le malade de M. le médecin principal Eude, dont nous avons rapporté l'observation plus haut.

La ténotomie des quatre droits permit d'obtenir une correction complète, les droits n'agissant plus, et les obliques, du moins le grand oblique, amenant la propulsion de l'œil.

Mais ultérieurement, les muscles sectionnés ayant contracté des adhérences solides, bien que parésiés, une légère enophtalmie se reproduisit, facilitée par ce fait que, seul des deux obliques, le grand oblique avait une action efficace.

Cette observation est une preuve de l'action favorable de l'intervention sur les muscles dans la correction de l'enophtalmie. Elle nous permet de compter sur une amélioration, sinon une correction absolue de celle-ci, dans le cas de paralysie du moteur oculaire commun, et d'espérer les meilleurs résultats lorsque la paralysie ne porte que sur un ou deux des muscles droits. En joignant à l'intervention l'action de courants électriques préconisés par Daulnoy, le chirurgien doit donc pouvoir compter sur un résultat aussi bon que possible.

Telle devra donc être notre conduite en présence d'une lésion des nerfs de l'orbite :

Si nous avons affaire à une amaurose, nous tenterons l'action de la strychnine, mais presque sans espoir de succès. Contre la paralysie musculaire, nous agirons à l'aide de la strychnine, ou de l'ésérine s'il s'agit d'une paralysie du moteur oculaire commun, que nous combinerons avec l'application de courants continus. Nous aurons ainsi certaines chances d'obtenir la guérison dans le cas de lésion du moteur oculaire commun ou du pathétique.

Mais si la paralysie persiste, en présence d'un strabisme, fort disgracieux et surtout pénible, nous croyons devoir être autorisé à proposer au malade une intervention plus active : *la ténotomie du muscle antagoniste et l'avancement capsulaire du muscle paralysé*, opération dont nous avons vu les excellents résultats, à propos des cas d'Eaton et surtout du cas de M. le professeur agrégé Lagrange.

CONCLUSIONS

I. 1° Les paralysies des nerfs de l'orbite sont un symptôme fréquent des fractures de la base du crâne;

2° Le nerf optique est, parmi les nerfs de l'orbite, le nerf le plus souvent atteint; après lui viennent, par ordre décroissant de fréquence, les nerfs moteur oculaire externe, moteur oculaire commun, trijumeau et sa branche ophtalmique, enfin le nerf pathétique.

II. L'atrophie du *nerf optique* consécutive à un traumatisme cranien est due presque toujours à *une fracture du canal optique*, ayant entraîné la lésion du nerf, soit au moment du traumatisme par une esquille ou par un épanchement sanguin dans les gaines, soit ultérieurement par la formation d'un cal.

III. La paralysie des nerfs moteurs — les paralysies de cause orbitaire étant mises à part, — est due aux rapports intimes de ces nerfs avec la base du crâne, et peut, dans l'immense majorité des cas, être attribuée à une fracture de la base :

1° On ne peut pas, en effet, la rattacher à une lésion des centres cérébraux :

a) En raison des faits cliniques et anatomo-pathologiques qui montrent la rareté des phénomènes de contusion par rapport aux faits de commotion cérébrale, l'existence de la lésion du côté de la fracture ;

b) Et aussi en raison de ce fait que la lésion siège d'un seul côté, alors que la clinique (Grasset, Landouzy) établit l'existence d'un chiasma oculomoteur, et l'anatomie (Perlia, van Gehuchten, Bernheimer, van Biervlier) démontre l'entre-croisement partiel des fibres du moteur oculaire commun ;

2° *Elle n'est pas non plus d'origine nucléaire :*

a) En raison de l'existence d'un chiasma oculomoteur, fait en opposition absolue avec l'origine nucléaire de l'ophtalmoplégie unilatérale (Sauvineau) ;

b) Les arguments qu'on peut invoquer *en faveur* de cette origine nucléaire *n'ont pas la valeur qu'on a voulu leur donner :*

α. La *théorie de Duret* a été réfutée par Bochefontaine et surtout par Braquehaye.

La preuve qu'en tire Chevallereau, pour expliquer les paralysies oculaires par une lésion des noyaux au niveau du plancher du quatrième ventricule, n'est point justifiée par les expériences de Duret qu'il rapporte, et qui ne sont nullement probantes en faveur de sa thèse.

β. La coexistence de *polyurie* avec une paralysie du moteur oculaire externe n'est pas davantage une preuve en faveur de l'origine nucléaire. Elle n'existait que dans 5 cas (6,5 pour 100), et sur ces 5 cas, dans un, l'autopsie a démontré la lésion du nerf par une fracture, dans les 4 autres, il existait des signes cliniques évidents de fracture, et dans 3 de ces 4 derniers cas, on constatait en même temps des lésions d'un ou des deux nerfs optiques.

Enfin, dans un 6e cas, le diabète coexistait non avec une paralysie du moteur oculaire externe, mais avec une paralysie du moteur oculaire commun.

D'autre part, des traumatismes autres que des traumatismes craniens peuvent produire le diabète (Fischer, Brouardel et Richardière, Jodry); dans la moitié seulement des cas de Jodry, il y avait traumatisme cranien.

Rarement, dans les cas de diabète consécutif à un traumatisme du crâne, suivis d'autopsie, on a constaté une lésion du plancher du quatrième ventricule ou du bulbe : sur 25 autopsies, 10 cas seulement, dont 3 nullement probants (Jodry).

Il nous semble bon de rappeler les rapports des nerfs moteurs de l'œil et optique avec la glande pituitaire, et la fréquence de la glycosurie dans les lésions de celle-ci (acromégalie, expériences de Caselli).

γ. La lésion basilaire du moteur oculaire commun peut se traduire par *la paralysie d'un certain nombre de ses branches et même de la musculature extrinsèque sans troubles de la musculature intrinsèque*, contrairement à l'opinion généralement admise, qui serait une preuve formelle de l'origine nucléaire (faits de Fromaget, Lor et Marina).

δ. La coexistence de la *paralysie du facial inférieur* avec une paralysie du moteur oculaire externe n'est nullement une preuve en faveur de l'origine nucléaire. Une paralysie partielle du facial peut être due à une fracture de la base.

Diverses observations et recherches anatomiques (Marinesco) tendent à placer l'origine du facial supérieur dans le même noyau que le facial inférieur, au contact de celui du moteur oculaire externe ; dans de telles conditions, on ne voit pas quelle raison permettrait de croire à une lésion des noyaux, plutôt que du nerf lui-même dans son trajet basilaire ou intra-pétreux.

En s'appuyant sur l'opinion généralement admise (Mendel), il est difficile de concevoir consécutivement à une lésion nucléaire une paralysie du moteur oculaire externe avec une paralysie du facial supérieur, ou du moteur oculaire commun avec une paralysie du facial inférieur, comme nous en rapportons des faits.

1° *Il est, au contraire, des arguments écrasants pour l'origine nucléaire.*

α. La lésion de certains noyaux en connexion intime avec d'autres, sans que ceux-ci soient atteints — celle de noyaux d'une paire d'un côté, atteignant en même temps une autre du côté opposé et respectant les noyaux correspondants des mêmes paires, l'existence de paralysies du moteur oculaire externe sans troubles associés du droit interne du côté opposé, alors que de tels faits existent toujours dans la lésion nucléaire du moteur oculaire externe (Graux, Gowers).

β. Surtout la lésion plus fréquente du moteur oculaire externe, qui au milieu des autres noyaux d'origine serait atteint par le traumatisme *comme par une épingle* (Gangolphe).

γ. La position des noyaux du moteur oculaire commun au niveau de l'aqueduc de Sylvius, point le plus exposé suivant la théorie de Duret, devrait amener la lésion fréquente de ce nerf; la position du noyau du moteur oculaire externe, moins dangereuse, devrait permettre à ce nerf d'échapper fréquemment au traumatisme, alors qu'en réalité c'est le nerf moteur oculaire externe qui est le plus souvent lésé (Lagrange).

Au contraire, *ce sont les nerfs dont les rapports sont plus intimes avec la base du crâne, et en des points siège fréquent des fractures, qui sont le plus souvent paralysés :* fréquence des fractures du canal optique et de l'atrophie traumatique de la pupille, fréquence des fractures du rocher et de la paralysie des nerfs facial et moteur oculaire externe; trajet du nerf pathétique et des quatre dernières paires de nerfs craniens éloigné de la base, et rareté de leurs lésions.

IV. A. La paralysie du *nerf moteur oculaire commun* semble due, dans la plupart des cas, à une *fracture de la paroi supérieure de la fente sphénoïdale*, particulièrement de l'*apophyse clinoïde antérieure*, en raison des rapports du nerf avec cette apophyse et avec le nerf optique et de la coexistence fréquente d'une amaurose traumatique.

B. La paralysie du *moteur oculaire externe* la plus fréquente (Panas, Chevallereau, Gangolphe, Purtscher, Lagrange, Lor) est due, dans l'immense majorité des cas, à une *fracture du rocher ayant amené l'éclatement de son sommet.*

C. La paralysie du *pathétique*, de beaucoup la plus rare, est peut-être due soit à une *fracture de la voûte de la fente sphénoïdale*, soit *au tiraillement ou à la déchirure de ce nerf.*

D. La paralysie *totale du trijumeau* doit être rattachée à une *fracture du sommet du rocher*, celle de la *branche ophtalmique* à une lésion siégeant au niveau de la *fente sphénoïdale*.

E. Très exceptionnellement pour le moteur oculaire externe, et surtout pour le moteur oculaire commun, et, au contraire, fréquemment pour le pathétique, on peut attribuer la paralysie au tiraillement ou à la rupture du nerf.

V. Ces lésions sont primitives ou tardives :

1° *Primitives*, on peut les attribuer à la fracture elle-même ou à un caillot. L'évolution seule de la paralysie pourra permettre de faire le diagnostic.

a) On peut admettre qu'elles sont dues, sauf exception, à la fracture elle-même lorsqu'elles persistent, ce qui est le cas dans la plupart des paralysies du moteur oculaire externe.

b) Au contraire, qu'elles sont dues à un caillot, lorsque peu à peu la paralysie rétrocède, ce qui est le cas dans un certain nombre de paralysies du moteur oculaire commun.

2° *Tardives*, elles sont dues sans doute à la formation d'un cal.

VI. 1° Le pronostic du la paralysie, en tant que symptôme d'une fracture de la base, essentiellement grave il y a quelques années encore, s'est amélioré avec les progrès de l'asepsie chirurgicale.

Les cas suivis de mort sont excessivement rares, et parmi ceux que nous avons relevés, la grande majorité remonte à une époque déjà ancienne, et dans d'autres, plus récents, où l'asepsie devait permettre la guérison, la mort n'est pas imputable à la lésion cranienne, mais à une autre cause : coup de feu de l'abdomen, érysipèle, etc.

2° Le pronostic de la paralysie en elle-même est fort réservé.

Exceptionnellement, on a constaté la guérison d'une amaurose traumatique ou d'une paralysie du moteur oculaire externe; fréquents, au contraire, sont les cas d'amélioration de la paralysie du moteur oculaire commun ou du pathétique.

VII. 1° La paralysie traumatique des nerfs de l'orbite est dans l'immense majorité des cas causée par une fracture de la base du crâne : fracture de l'étage moyen pour le moteur oculaire externe ou le trijumeau, de l'étage antérieur pour nerfs qui passent par le trou optique ou la fente sphénoïdale. En présence de l'une de ces paralysies, le chirurgien devra agir suivant cette idée qu'il a à traiter une fracture de la base et donner les soins que l'on donne toujours en pareil cas; désinfection soigneuse des orifices et cavités voisines : fosses nasales et naso-pharynx, conduit auditif externe ; repos et immobilité absolus.

Mais une telle lésion, en raison d'un certain nombre de faits où la guérison s'est produite spontanément, n'est nullement une indication à une intervention plus active : trépanation et recherche du point lésé.

2° Contre l'amaurose, les paralysies musculaires, on pourra tenter l'action d'injections de strychnine, de courants continus, de l'iodure de potassium.

Si la paralysie musculaire persiste pendant plusieurs mois, un an environ, après le traumatisme, le traitement précédent ayant échoué, le chirurgien est autorisé à offrir au patient une intervention : ténotomie de l'antagoniste et avancement capsulaire du muscle paralysé, dans le but de corriger une difformité pénible et d'améliorer la vision.

INDEX BIBLIOGRAPHIQUE

ABADIE, Traité des maladies d'yeux, 1876.

ARAN, Recherches sur les fractures du crâne (Arch. gén. de médecine, 1844, t. VI, p. 191).

ARMAIGNAC, Paralysie du muscle droit externe à la suite d'une contusion de l'apophyse mastoïde du même côté (J. de méd. de Bordeaux, 9 mai 1895).

— Mémoires d'ophtalmologie, 1889, p. 108 et 362.

ASHURST (J.), Encyclopédie internationale de chirurgie, t. V, p. 104.

BADAL, Paralysie traumatique des muscles de l'œil. Amnésie. Diplopie larvée (Gaz. hebd. des sc. méd. de Bordeaux, 1880, t. I, p. 899).

— Ophtalmoplégie basilaire traumatique (Gaz. hebd. des sc. méd. de Bordeaux, 1894, p. 281).

BEAUGRAND, Des paralysies traumatiques des muscles de l'œil d'origine orbitaire (th. Lille, 1900, n° 142).

BERGER, Les maladies d'yeux et leurs rapports avec la pathologie générale, 1892.

— Revue de chirurgie, 1887, p. 660.

BERLIN et VON HÖLDER, Congrès d'ophtalmologie d'Heidelberg.

BERNARD, Diagnostic clinique des paralysies du moteur oculaire commun (th. Paris, 1899).

BERNÈDE, De l'amaurose traumatique (th. Paris, 1883).

Bernheimer, Zur Anat. des Oculomotorius (Verh. d. Ges. Naturf., 1894).

Bichat, Traité d'anatomie descriptive, 1801, t. I, p. 61-63.

— Mémoire sur les plaies de la tête (Œuvres chirurgicales, t. II).

Van Biervlier, Noyau d'origine du nerf moteur oculaire commun (Laboratoire du professeur van Gehuchten (La Cellule, 1899, p. 130 ; Revue neurol., 1900, p. 609).

Blanc, Le nerf moteur oculaire commun et ses paralysies (th. Paris, 1886).

Bochefontaine, Recherches expérimentales pour servir à l'étude des lésions traumatiques de l'encéphale (Soc. biol., 1882 p. 741).

Boucaud (de) et Cruchet, Société d'anatomie et physiologie de Bordeaux (Journal de médecine de Bordeaux, 26 mars 1899).

Brissaud, Leçons sur les maladies nerveuses, 1893-94, p. 366.

Brouardel et Richardière, Du diabète traumatique au point de vue des expertises médico-légales (Annales d'hygiène, 1888).

Braquehaye, De la méthode graphique appliquée à l'étude du traumatisme cérébral (th Bordeaux, 1895).

Braquehaye et Chipault, Étude graphique sur les fractures indirectes de la base du crâne (Arch. gén. de médecine, 1895).

Braquehaye et Laubie, Bull. et mém. de la Soc. d'anat. et de phys. de Bordeaux, 1898, p. 61, 71, 167.

Bruns, Lésions multiples des nerfs craniens à la suite d'une fracture de la base (Arch. f. Psych. und Nervenkrank., 1892, p 495).

Cairon, Considérations sur quelques traumatismes de la gion latérale du crâne (th. Paris, 1889-90).

Caselli, De la glycosurie consécutive à l'extirpation complète ou partielle de la glande pituitaire (Rev. sperim. de freniatria, XXVI, I, Sem. méd., 1900, p. 354).

Cassoullet, Paralysie du nerf moteur oculaire commun (th. Paris, 1868).

Cathala, Essai sur les fractures du rocher (th. Paris, 1875).

Chauvel, Etudes ophtalmologiques, 1896.

— Article *Orbite*, Dictionnaire encyclopédique des sciences médicales.

— Quelques cas de perte immédiate de la vue à la suite de traumatisme du crâne et de la face (Bull. Soc. chir., 1881. p. 542).

Chauvel et Nimier, Traité pratique de chirurgie d'armée.

Cheboldaeff, Symp. orbitaires des fract. de la base du crâne (th. Paris, 1893).

Chevallereau, Recherches sur les paralysies oculaires consécutives des traumat. cérébraux (th. Paris, 1899).

Chipault, Chirurgie opératoire du système nerveux.

— V. Braquehaye.

— Névralgie faciale gauche à la suite de traumatisme droit (fêlure du rocher) (Médecine moderne, 1895, n° 54).

— Traité de Le Dentu et Delbet.

Cocard, Symptomatologie des fractures de la base du crâne (th. Paris, 1898).

Colleville, Sur un cas de diplégie associée des 7e, 6e et 5e paires craniennes (Gaz. hebd., 7 décembre 1899).

Courvoisier, Des lésions non traumatiques de l'encéphale comme cause de diabète (th. Lyon, 1898).

Damond, Des amauroses traumatiques (th. Lyon, 1895).

Daulnoy, De l'enophtalmos traumatique (th. Nancy, 1899).

Debierre, Arch. de médec. et pharm. militaires, 1883, p. 150 et suivantes.

Dechaume-Moncharmont, Lésions des sinus veineux dans les traumatismes du crâne (th. Lyon, 1898).

Delbet, Note sur les nerfs de l'orbite (Archives d'ophtalmologie, 1885, p. 485).

Delens, De la communication de la carotide interne et du sinus caverneux (anévrysme artério-veineux) (th. Paris, 1890).

Delorme, Chirurgie de guerre.

Despeignes et Meurer, Un cas d'ophtalmoplégie unilat. totale à la suite d'un traumat. de la portion externe du rebord orbitaire supérieur de l'O. G. (Prov. médicale, 23 août 1890).

Dor, Traumat. du crâne, fracture du canal optique et atrophie du nerf optique (Province médicale, 25 mai 1890, p. 97).

Dufour, Paralysie oculaire des muscles de l'œil (Ann. d'ocul., 1890, p. 97).

Durand, Amaurose traumatique par commotion du nerf optique (Lyon méd., 1899, p. 24).

Duret, Recherches expérimentales sur les traumatismes cérébraux (th. Paris, 1878).

Duwez, Article *Nerf optique*, Diction. encyclop. des sciences médicales.

Félizet, Recherches anat. et expér. sur les fractures de la base du crâne (th. Paris, 1873).

Forgues, Essai critique et clinique sur le traitement des lésions traumatiques du crâne (Arch. de méd. et pharm. militaire, 1899 n°s 11 et 12).

Frerichs, Traité du diabète, 1887.

Friedenwald, Arch. of ophtalmology, 1894, t. XXIII, p. 403.

Fromaget, Ophtalmoplégie basilaire traumatique (Gaz hebd. des sc. méd. de Bordeaux, 1894, p. 352; Mercredi médical, 1894, n° 394).

Fuchs, Fracture ancienne du rocher (Soc. I. R. de méd. de Vienne; Mercredi médical, 1894, p. 394).

Galezowski, Des atrophies traumatiques des papilles (Gaz. hebd. 1880, p. 55).

Gama, Traité des plaies de la tête et de l'encéphalite.

Gangolphe, Note sur la paralysie du moteur oculaire externe consécutive au traumatisme du crâne (Lyon médical, 1888, 24 juin).

GEHUCHTEN (VAN), Anatomie du système nerveux.

GENOUVILLE, Fracture de la base du crâne avec paralysie du moteur oculaire externe, autopsie (Arch. d'opht., 1893, p. 65).

GINESTOUS, Paralysie du droit externe consécutive à un traumatisme du crâne (Gaz. hebd. des sc. méd. de Bordeaux, 13 fév. 1898).

GIRAUD-TEULON, Revue de chirurgie, 1881, p. 387.

GLANTENAY, Chirurgie des centres nerveux, 1897.

GRAEFE (DE), Des paralysies des m. de l'œil, 1870.

GRASSET, Maladies du système nerveux.

— Leçons de clinique médicale.

— Le chiasma oculomoteur (Semi-décussation de l'oculomoteur commun) (Revue de neurol., 1897).

— Anat. clinique des centres nerveux, 1900.

GRAUX, De la paralysie du moteur oculaire externe avec déviation conjuguée (th. Paris, 1878).

GRUBER, Anat. des Keil u. Schläfenbein, Saint-Pétersbourg, 1879.

HAMILTON, Traité pratique des fractures et des luxations, tradui par Poinsot.

JABOULAY, Sur le centre cortical du nerf moteur oculaire commun et des deux autres nerfs moteurs oculaires (Lyon méd., 9 septembre 1900).

— La destruction du nerf facial pendant la parésie et sous la paralysie complète de l'orbiculaire des paupières (Lyon méd., 5 déc. 1879, p. 450).

JACOBI, Fracture de la base du crâne, paralysie du moteur oculaire externe gauche (Casuistische Beiträge von Dr J. Jacobi, v. Graefe's Archiv., Bd. XIV, I, S. 147, 149, Purtscher, obs. II).

JOCQS, Soc. d'opht. de Paris, 5 décembre 1893.

JODRY, Contribution à l'étude du diabète traumatique (th. Lyon, 1897-1898).

Juvara, Remarques sur l'anatomie chirurgicale du ganglion de Gasser (Traité de neurologie de Chipault, 1897, p. 205).

Kœhler, Fracture de la base du crâne. Paralysie du moteur oculaire externe droit (Berlin. klin. Wochenschrift, 4 mars 1891, p. 433).

Lagrange, Paralysie du droit externe après fracture du rocher (Arch. méd. de Bordeaux, 1894, p. 207-217).

Lapaule, Soc. d'opht. de Bordeaux, novembre 1893.

La Personne (de) et Le Fort, Fracture grave des os de la face et de la base du crâne. Amaurose et paralysie du moteur oculaire externe et du nerf maxillaire supérieur droit (Presse médicale, 1er août 1900, p. 65).

Larrey, Mém. de chirurgie militaire et de campagnes.

Leber et Deutschmann, Des affections du nerf optique et des paralysies consécutives aux traumatismes du crâne (Arch. f. Ophtal., Bd. XXXII, Abth. I; Rev. d'ophtal., 1881, p. 526).

Legouest, Traité de chirurgie d'armée.

— Mém. de l'Académie de médecine, t. XXXVII, p. 56.

Lépine, Contribution à l'étude des paralysies oculaires par fracture du crâne (th. Bordeaux, 1894).

Longchampt, Recherches sur les paralysies oculaires consécutives aux traumatismes (th. Montpellier, 1891).

Loh, Des fractures de la base du crâne et des troubles oculaires consécutifs (J. méd. de Bruxelles, 4 janvier 1897).

Maissurianz, Fracture de la base du crâne (Petersburger med. Wochenschrift, 1887).

Marchand (J.), Traité de Duplay et Reclus.

Mardelli, Etude anat., path. et clin. des lésions du nerf optique dans les fractures de la base du crâne (th. Lyon, 1900).

Marina, Ueber Multiple, Augenmuskel-Lachmungen und irhe Beziehungen zu den siebedingenden vozugweise nervöse Krankheiten.

MARINESCO, Origine du facial supérieur (Revue neurol., 1898, n° 2).

— Nouvelles recherches sur l'origine du facial supérieur et du facial inférieur (Presse méddicale, 16 avril 1899, p. 85).

MARVAUD, Bull. de la Soc de chir., 1876.

MAUCOTEL, Polyurie consécutive aux traumatismes du crâne (th. Paris, 1883).

MYERS, Un cas extraordinaire de paral. traum. de la 6e paire droite (Arch. of opht., 1898. t. XXVII, p. 177; Ann. d'ocul., 1898, p. 130).

NANCRÈDE, Encycl. chirurg., III.

NIMIER, Guerre au Tonkin et à Formose (Arch. de méd. et phar. mil., 1899).

— Les blessures de l'œil pendant la guerre de 1870-71 (Arch. de méd. et pharm, mil., 1889).

— V. Chauvel.

NIMIER et DESPAGNET, Traité d'ophtalmologie.

PANAS, Leçons sur le strabisme et les paralysies musculaires, 1873.

— De la paralysie du nerf moteur oculaire externe, consécutive aux traumatismes du crâne (Archives d'ophtalmologie, 1880-81)

— Contribution à l'étude des troubles circul. visibles à l'ophtalmoscope dans les lésions traumatiques de l'encéphale (Bull. Acad. de méd., 1876, p. 334).

— Traité des maladies d'yeux.

— Paralysie oculaire motrice par pression latérale du crâne (Arch. d'opht., 1894, p. 165).

— Paralysies oculo-motrices d'origine traum. (Arch. d'opht., 1899, p. 625).

PATEL, Fracture du rocher (Gaz. des hôp., 1899, 32-49-49).

PÉCHIN, Atrophie optique traumatique (Revue neurologique, 15 décembre 1900, n° 23, p. 1075).

PERETTI, Polyurie, hémianopsie temporale bilatérale, paralysie du moteur oculaire externe consécutive d'un traumatisme cranien (Fetschrifft z. Feier des Jährigen Jubileum's des Vereins d. Aerzte des Reg. Ber. Düsseldorf, p. 267 ; Ann. d'ocul., 1896).

— Hémianopsie traumatique unilatérale (Deutsch. med. Woch., 1893).

PERRIN, Traité d'ophtalmologie et d'ophtalmométrie.

POIRIER et CHARPY, Traité d'anatomie.

POIRIER, Anatomie médico-chirurgicale

PURTSCHER, Contribution à la connaissance de la paralysie traumatique du droit externe (Arch. für Augenheilk., 1888, p. 387-455).

RAUGÉ, Fracture de la base du crâne, paralysie du moteur oculaire externe gauche ; guérison (Congrès de chirurgie, 25 octobre 1895, p. 847 ; Revue de chirurgie, 1895, p. 901).

RICHE, Fracture du crâne avec grand fracas osseux. Lésion du trijumeau et du mot. ocul. externe ; autopsie.

RIOBLANC, Plaie contuse superficielle du cul-de-sac palpébral inférieur par coup de fleuret boutonné ; amaurose totale et ophtalmoplégie mixte incomplète ; retour partiel de la vision ; atrophie papillaire consécutive (Province médic., 13 juin 1896, p. 281).

ROQUES, Glycosurie non diabétique (Actualités méd., 1899).

ROTHE, Paralysie traumatique du moteur ocul commun (Memorabilien, 1876, XXI, p. 41).

SANTOZ-FERNANDEZ, Cronica medico quirurgica de la Habana, 1880, p. 507.

— Archives d'ophtalmologie, 1881, p. 368.

SAUVINEAU, Pathogénie et diagnostic de l'ophtalmologie (th. Paris, 1892).

SCHEIER, Deux cas de blessures du trijumeau (Berlin. klin. Woch., 1893, p. 1082).

SCHNELL, Amaurose traum. et paral. du moteur oculaire commun (Echo médical, Rec. d'opht., 1899, p. 687).

SCHRÖDER, Strabisme interne dans les traum. du crâne (Rec. d'opht. de Saint-Pétersbourg, 1891, n° 7 et 10).

SIMON, Sur la paralysie nucléaire oculaire d'origine traum. (Beit. z. Augenheil, 1896, p. 31).

SLOCKER DE LA POLA, Anatomia quirurgica y traumatologia craneal, 1895).

SNELL, Atrophie du nerf optique consécutive aux traumastismes de la partie antérieure de la tête (Rec. d'ophtalmologie, 1898, p. 49).

SONNEBOURG, Berlin. klin. Woch., 17 février 1896, p. 155.

STEAURENGHI, Osservazioni interno al osso sopra petroso del cranio umano (Rif. med., 1898, III, p. 346)

SUDRE, Cont. à l'étude des conditions dans lesquelles se produisent la commotion et la contusion cérébrale (th. Bordeaux, 1886).

TESTUT, Traité d'anat., 4e édition.

— Notes sur les nerfs moteurs et sensitifs de l'orbite dans leur trajet à travers le sinus caverneux et la fente sphénoïdale.

TILLAUX, Anat. topogr., 9e édition.

TROLARD, De l'appareil veineux des artères de l'encéphale (Journ. de l'anat., 1890, p. 496-518).

TROUSSEAU, Clin. méd., t. II, p. 321.

TUFFIER, Polyurie. Hémianopsie temp. bil. Paral. du moteur oculaire externe, consécutive à un traumatisme caverneux (Rev. de chir., 1884, p. 827).

VALLOT, Considérations sur les contusions cérébrales et leur mode (th. Bordeaux, 1888).

VARNIER, Fracture de la base du crâne au 7e mois d'une grossesse. Accouchement à terme (Comptes rendus de la Société de gynécologie et d'obstétrique).

VERDELET et AUBARET, Note sur cinq cas d'atrophie optique post-traumatique (Gazette hebdom. des sc. méd. de Bordeaux, avril 1900).

VIGUARD, Fracture de la base du crâne par traumatisme de la région pariétale gauche (Gaz. médic. de Nantes, 20 novembre 1897).

WECKER (DR) et LANDOLT, Traité.

YVERT, Traité pratique et clinique des blessures du globe de l'œil, 1880.

TABLE

Avant-propos 11
Introduction. 13
Chapitre premier. — Trajet cranien des nerfs de l'orbite. 21
§ I. — Trajet prédural. 22
1° Bandelettes, chiasma et nerf optique. 22
2° Nerfs moteurs et trijumeau 23
A. Nerf moteur oculaire commun. 24
B. Nerf pathétique 25
C. Nerf trijumeau 26
D. Nerf moteur oculaire externe. 26
3° Conclusions 27
§ II. — Trajet intradural : région caverneuse . . . 28
1° Limites 29
2° Parois 30
A. Paroi inféro-interne. 30
B. Paroi supérieure 34
3° Extrémités. 42
A. Extrémité antérieure. 42
B. Extrémité postérieure 43
4° Sinus caverneux 44
5° Conclusions 46
Chapitre II. — Considérations générales sur les fractures de la base du crâne 49
I. Fractures directes 49
II. Fractures indirectes 50
I. Résistance du crâne. 51
II. Modalités de la violence. 52
Chapitre III. — Nerf optique 54

§ I. — De l'amaurose traumatique. 54
1° Amaurose primitive 54
A. Théorie de l'amaurose réflexe. 54
B. La lésion siège sur le nerf optique 55
C. Localisation de la lésion 57
D. Pathogénie de la lésion. 58
2° Amaurose tardive 61
3° Neuro-rétinite traumatique 64
4° Conclusions 65
5° Mécanisme de la fracture du canal optique, cause de l'amaurose traumatique 66
A. Traumatismes de la région frontale. . . . 67
B. Traumatismes de la région temporale et de la queue du sourcil. 70
C. Traumatismes des régions sous-orbitaire et malaire. 70
D. Frature indirecte. 79
E. Fractures et coups de feu du crâne 81
§ II. — Hémianopsie traumatique 83
CHAPITRE IV. — Nerfs moteur et trijumeau 88
Du siège de la lésion cause de la paralysie musculaire. 89
§ I. — Paralysie centrale. 89
§ II. — Paralysie nucléaire 96
1° Arguments en faveur de la lésion nucléaire . . 97
A. Théorie de Duret sur le traumatisme cérébral. 97
a) Théorie de Duret 98
b) Arguments basés sur des faits 105
c) Conclusions 111
B. De l'ophtalmoplégie externe 113
C. Diabète traumatique 119
D. Paralysie faciale 125
2° Arguments contraires à la lésion nucléaire. . . 129
A. Connexions des noyaux. 129
B. Déviation conjuguée des yeux dans la lésion nucléaire du moteur oculaire externe. . . . 130

C. Situation des noyaux des nerfs craniens au niveau de l'aqueduc de Sylvius et du plancher du quatrième ventricule. — Rapports des nerfs avec la base du crâne. — Fréquence relative des paralysies traumatiques de ces nerfs 130
D. Conclusions. 134
§ III. — Paralysie basilaire 135
1° Paralysie des nerfs moteur oculaire externe et trijumeau. 136
A. Paralysie due à une fracture du sommet du rocher 137
B. Mécanisme de la fracture du sommet du rocher 151
a) Théorie de Félizet. 151
b) Théorie de Panas 152
2° Paralysies du moteur oculaire commun et ophtalmoplégie 160
A. La paralysie du moteur oculaire commun et l'ophtalmoplégie traumatiques sont dues à une lésion portant au niveau de la fente sphénoïdale 160
B. Mécanisme de la fracture de la paroi supérieure de la fente sphénoïdale et de l'apophyse clinoïde antérieure. 175
3° Nerf pathétique 177
4° Des symptômes qui accompagnent la paralysie des nerfs de l'orbite dans les traumatismes du crâne 185
Chapitre V. — Pronostic. — Traitement 209
Conclusions. 223
Index Bibliographique 231

Lyon. — Imp. A. REY, 4, rue Gentil. — 25463

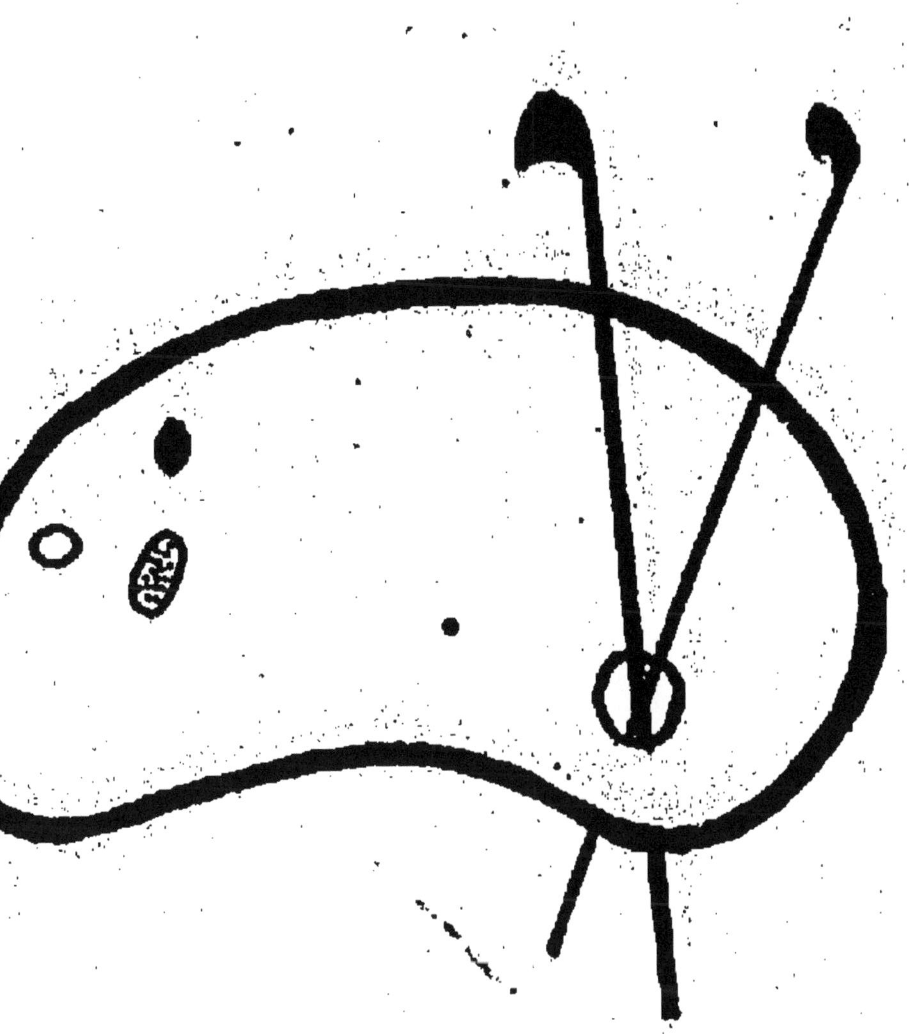

www.ingramcontent.com/pod-product-compliance
Ingram Content Group UK Ltd.
Pitfield, Milton Keynes, MK11 3LW, UK
UKHW020115200726
13856UKWH00002B/560